U0290201

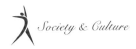

Society & Culture

精神病动力结构化治疗

Structuration dynamique
dans la psychose

〔法〕吉塞拉·潘科夫 著

徐雅珺 张 涛 译

张 涛 张 弢 校

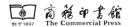

商务印书馆
创于1897 The Commercial Press

Gisela Pankow

STRUCTURATION DYNAMIQUE DANS LA PSYCHOSE

Contribution à la psychothérapie analytique

目　录

第一部分　作为时间经验基础的
身体形象的制作

一名18岁青春期精神分裂症女患者的精神分析治疗

第二部分 （作为时间经验基础的）身体
形象的内容的制作

一名40岁精神分裂违拗症女患者的精神分析治疗

前　言

是写一篇前言，还是序言，抑或推介呢？也许是对这本更全面、更准确、也更贴近于吉塞拉·潘科夫最初"思想"的新版法文译本做一推介吧。也许这听起来让人觉得有点儿自吹自擂，但我认为吉塞拉·潘科夫会赞同这个译本，也许某些地方会引起一些讨论，然而翻译的秘密本就是如此复杂。从一种语言过渡到另一种语言，这一棘手的工作可能会引发一些奇思妙想，有时也会造成一些可怕的后果，比如将德文词 *Versagung*（拒绝、不给予）翻译成了法文词 frustration（挫败）。

我仔细重读了这些关于理论和临床的文章。这实乃一种有益的练习，每每呈现一些意料之外的面貌时，会让人感到欣喜，即便有一些悬而未决的地方以及有些突兀的结论，本书的内容仍然是十分具体的。为了引介这本有着数学般严谨的精神病学临床导引性的书，我想从第三部分的第3章开始："面部渐增的骨头和妄想性怀孕",这里牵涉到多个维度同时开展的研究,包括从雅克·德古的内分泌学到恩斯特·克雷奇默的多发病灶的研究,吉塞拉·潘科夫曾与后者共事过。每一项研究都涉及身体。这个译本的专业术语表区分了身体（*Körper*）和肉体（*Leib*）。每一个句子都向我们展现了精神分析在复杂的临床治疗中所取得的进展:这种治疗存在着首要的事物并且牵涉到多价因素的相互作用。

对于吉塞拉·潘科夫作品的每一次品鉴,都会让我们发现新的细节、新的假设,初读她的著作有时候是有点不易察觉的。这可能就是一个纯粹"分析"的文本,即一个尚未被已经成为惯例的简化主义所糟蹋的文本。尽管没有明确标明,文本中有很多的前后呼应,从一种模式过渡到另一模式却构成相互对应而和谐的段落。相同的主题往往在不同的临床变异中再次浮现,在一个逻辑背景中,这个逻辑表现在:病理异常,移情中的控制,在（皮尔士 [Charles S. Peirce] 的三元逻辑下的）"第二元"层面上的登录（这一登录有时非常不清晰）的断裂,而这个"第二元"总是面临着失效的风险。

由此,有了这句精彩的格言:"我们可以运用弗洛伊德传递给我们层级动力的图式这一个珍贵的工具,在精神病那里在病人的心底里进行摸底和丈量。"

而身体如何"变得可以居住"，空间中的登录又如何招致时间中的登录呢？从一开始，它就具有复杂性，预先消除了常见做法下有害的简化主义，这种常见的做法是刻板的，将精神分析、精神病学、神经科学压缩为模糊的、没有对比的领域，并用简化的"移情"概念来予以表示。所有这些案例报告都提醒我们要保持警惕，要对有关身体的事物做出敏锐的解释，要保持身体和肉体之间的区别，要强调这种联系着欲望、移情和幻想的脆弱的符号关系，正如潘科夫所说，这个符号关系使得人类存在可以"进入其作为一个主体的历史"。

也许我们应该将她所谓的"说话的身体"（"我头脑中说话的声音"）和拉康的一句格言联系在一起，即："不要在身体之外寻找大他者"。但只有从元心理学迫使我们去澄清的某个东西出发，这一说法才会是有意义的，而这个东西就是："原初自恋"，它强调了精神病患者"承担了多重意义的……，也就是多重价值的"的这种身体的表达。

这组围绕着边周精神病（*Randpsychose*）和核心精神病（*Kernpsychose*）的文章，都属于普通精神病理学的范畴。另外，通过对强迫症的反思："我会谈论在面对强迫症的'空间概念'时，强迫症的时间概念就会被视为'一种封闭的观念'。"在所有这些案例报告当中，吉塞拉·潘科夫借由对我们来说处于临床实践首位的细致诊断，把我们带往多维度的岸边而得以停靠。克雷奇默对边周精神病和核心精神病的区分，启发了对癔症型精神病和精神分裂精神病的诊断性鉴别。这只是以示例的方式利用真实诊断的必要性予以阐明的一种鉴别指标，它对于在移情层面上引入一个真正的中立性而言是必不可少的。这是首要的问题，特别是在今天，人们混淆了中立和被动，这引起了临床中大量的向有害"治疗"操作的倾斜。

也许需要强调另一个想法："在精神病和严重的强迫症中，均很难找到进入想象世界的入口。"但我们每个人都应该在这些文本中找到一些非常具体的东西（例如："违拗症病人在治疗的早期阶段就体验了移情……"），还有一些临床的思考，如："身体作为一个具有体验的身体，会作为肉体在某一部分中显形。"

这些临床个案在文本的每一页中都显示了"体制的"重要性，弗朗索瓦·托斯奎尔（François Tosquelles）称之为"复调的"、"多维性的"，诸如此类。我们经常会直接接触到那些前来问诊的人，并予以吕姆克（H.C.Rümke）命名为"情感性痴呆"（*Praecox-Gefühl*）的诊断。在此，我们立马被带入以"不期而遇"

（tuché）*这种诊断方式相遇的奥秘中。在每天所实践的真正"诗意的（poïesis）创造"中，我们的位置在哪儿呢？吉塞拉·潘科夫一直在那里，在默默地工作中，她毫不自负，不仅仅给我们提建议，还是治疗师有效在场的标志，有时还会带来些意外的思考："金鱼有一天会停止在原地打转吗？还是这个大口瓶会让步呢？"

对于翻译的一些珍贵讨论打开了一些解释的入口，例如在一个临床评论中的翻译："在'雕像'（statue）一词中，法语由于其拉丁语的词源，更加凸显了其象征性的方面，而有着日耳曼语词源的standbild一词，则更强调想象性的方面。"

不过，我们仍然强调对每个个案加以深入分析的临床态度，吉塞拉·潘科夫也在尝试改变它们的病理层面上的命运。例如，她做出了如下描述"体质发育不良"（克雷奇默术语）："面孔的中间部分……"，"娃娃脸的印象……"，"手和脚非常明显的肢端过小……"，"与性成熟过程中的阻碍相关联的形态痕

---

* 这是亚里士多德在《物理学》第二卷讨论偶然与命运在因果性中角色时提出的概念。他区分了两种类型的偶然：自发（automaton）和不期而遇（tuché），前者指的是世界上一般而言的偶然事件，后者则指会影响到道德行为能力的施动者个体的偶然。拉康在《精神分析的四个基本概念》中把前一种界定为能指网络，是符号的事物，而后者界定为实在界的，超越自发的偶然，是创伤性的，无法进入能指的事物。——译者

迹……"，"癔症的基底……"，"正是在对身体形象做修改的层面上，病人的妄想成为了起点……"，"强迫症的动力隐含了……"。这些临床态度可以让她确认病人"进入他自己生活历史的进程被阻断了"。所有这些都表现在"处于句法非常简单的那些句子的结构层次，或者表现在完全没有从句或者由于交涉对话人物减少而导致句子突然中断的地方"。

又或者，她也尝试通过放松练习治疗病人，即"改良的舒尔茨疗法"，或通过穆雷（Murray）的主题统觉测验，突出了各种"本相的澄清……"，"未曾体验过的人际关系转变成了一种身体的反应"。

多种形式的临床理解让她能够在移情层面上进行干预，以便通过"具体"的、具有解释价值的决定来打破一些僵局，比如："我要求病人为我的母亲织一条围巾。"

我在这里只强调了一些方面，希望鼓励你们去阅读这些临床观察，它们是长期的经验所留下的印记，其中还洋溢着对这一领域的热情。

正是这种热情，让玛丽-利斯·拉卡斯和克里斯汀·科拉斯·赫尔德曼完成了这一新的集中了吉塞拉·潘科夫主要作品的译本。这是我们满怀感激去迎接的一种耐心而严谨的训练，它向我们显示吉塞拉·潘科夫永远存活在我们中间。

让·乌利（Jean Oury）

推　介

　　本书是吉塞拉·潘科夫治疗的所有著名案例首次以法语结集。她的第一本法文著作《精神病动力结构化治疗》于1956年出版，由朱丽叶·法维－布东尼（Juliette Favez-Boutonier）教授作序，其中包括后来成为经典的两个临床观察案例，即苏珊娜和瓦雷娜。次年，同一出版社出版了德文版的《精神病动力结构化治疗》，同样收录了苏珊娜和瓦雷娜的临床观察，不过还收录有另外四个本打算在以后的法文期刊或法文书中发表的案例。这本书的档案记录，包括前言和引言，非常清楚地表明，这些临床观察及其评论原本是由德语编写的，而法文出版物均是由德文翻译过来的。吉塞拉·潘科夫本人在前言中也提到了从一种语言过渡到另一种语言、从一种"本意"过渡到另一种是一项艰苦但富有成果的工作……而且，正如克里斯汀·科拉斯·赫尔德曼恰当地指出的那样，词语的意义总是在母语中才能找到它最初的体现。还要指出的是，吉塞拉·潘科夫的病人们是讲法语的，但她是用德语"倾听"他们……

本书的这次翻译完成了一个可追溯到几年前的计划，该计划基于有关吉塞拉·潘科夫书中的几个临床案例的讨论。通过将法语译本与德语原文进行比较，很快就可以看出法语译本有许多缺点，也因为这个原因，法文本并不总是那么容易让人理解。吉塞拉·潘科夫非常谨慎地保守着职业秘密，审核她的法文出版物，以避免任何身份泄漏的可能性。面向德语读者时，她就没那么顾虑了：职业道德的风险实际上是不存在的。

对丢失段落的复原可以清晰地看出她的治疗方法。此外，法文的翻译考虑到文体的优雅，在一些地方删去了对某些德语特有的术语的解释，这也许会导致误解，如果我们不说意义错误的话。最后，许多注释和评论，对其他作者的参考，在法文版中未予保留，这更加令人遗憾，它们强调了她的文化，见证了她思想的活力和她永不满足的对于知识的好奇心。翻译即背叛（*Traduttore, traditore*）……这并不新鲜，也不令人惊讶。

此外，可以假定，尽管潘科夫在1956—1957年对法语已经掌握得相当好了，但她仍然无法理解某些语义上的细微差别和可能引发的其他联想，她的助手们并不总是能够理解其方法的独创性，以及某些术语在临床上的重要性。应当补充的是，每当德语术语与相应的法语术语所引发的联想不同时，德语术语的语义联想就无法得到助手们的响应。然而，第一本书所涉及的正是其工作的基础，最初的临床观察，就像弗洛伊德的五大案例对精神分析的发展那样重要：本书中的六个案例可以有助于人们进行比较。我们在书中遇到了工作中的吉塞拉·潘科夫，她的疑虑、犹豫、问题和假设。有些问题和假设后来有了进一步的深入，有些没有继续探究，这就为后来的"治疗师"以及人文学科留下了一片有待研究的领域。事实上，并不只有"治疗师"对吉塞拉·潘科夫的工作感兴趣。

15

翻译也遇到了一些技术术语使用中的不准确或含糊之处。而吉塞拉·潘科夫希望她的著作是"科学的"。一方面我们已经提到她对职业保密的担忧。另一方面，还有一个让她思虑的问题：她的动力"结构化方法"由于对技术的刻板教条和固定形式化而被破坏，特别是在胶泥的使用方面。她坚决反对自己的方法变得僵化。她解释性的指示旨在给出参考点，而不是普遍和不可反驳的真理。她在督导工作中也强调，治疗师面对每个个案必须保持其全部的创造力和思维独创性。

这个法译本在保持原文的整体性的同时，也希望最大程度上贴近德文版本。某些术语通常参考了现象学中的哲学语汇，不能直接翻译为法语的术语，为了澄清其含义，在"译文"后的括号中保留德文词，并且加了星号，以便读者参考书后的专业术语表。如果法文译文词汇的模糊性而不能澄清德文术语使用中的细微差别的话，也会在括号中保留德文术语。方括号［……］表示在必要时对法文术语作出的保留，而相应的德文术语就省略掉了。最后，我们保留了吉塞拉·潘科夫在文本中做的强调，这些强调是用斜体来表示的。德文版本中出现的法文单词或法文段落我们都在注释中加以表明了。

我特别感谢克里斯汀·科拉斯·赫尔德曼，感谢她的严谨翻译和对文本的领会。我还要感谢让·乌利，他的评论对我们而言是非常宝贵的，他也为本书写了序言。最后，我要感谢我的丈夫皮埃尔－保罗·拉卡斯（Pierre-Paul Lacas），感谢他细心的校订。

我们还要感谢支持和鼓励这项工作的出版社（Éditions Campagne Première）、弗洛伊德精神分析协会（SPF）和吉塞拉·潘科夫国际协会（AIGP，前AIAGP协会），它们资助了这项工作。

玛丽－利斯·拉卡斯（Marie-Lise Lacas）

作者前言

这篇前言实为一封感谢信。这也为大家说明了我在下文呈现的个性。

在1950年冬到1951年期间，尽管是内分泌学将我从恩斯特·克雷奇默（Ernst Kretschmer）的诊疗机构引向了巴黎仁爱医院（l'hôpital de la Pitié）雅克·德古（Jacques Decourt）教授领导的部门当中，但却是对精神病学的向往，确切地说，是对精神病的分析性心理治疗的向往，将我留在了巴黎。正是通过对德古教授托付给我的两位病人的治疗，我才开始探索我自己的方法。

这两位病人曾经咨询过内分泌科，因为她们的精神疾病主要表现在她们对身体感知的紊乱当中。这两位女性病人都是已婚的，却没有真正地在身体上展现她们自身的女性存在的部分。对她们两个人而言，都无法找到身体感知紊乱的生理原因。也正是因此，我才决定研究身体，也就是说"具有体验的"身体。我当时在全然的黑暗当中摸索，没有任何取得成功的希望。第一个病人的治疗持续了两年——第一年是每周一次的频率，第二年则是每周两次的频率。第二个病人在诊所住了九个月之久。尽管在治疗过程中她的状态在明显恶化，而且一些合作的同事表示出反对意见，德古教授还是支持我继续对她开展分析性的心理治疗。面对用精神分析治疗严重的妄想所引起的嘲笑，我非常感谢德古教授的支持态度。这两个治疗都取得了成功。

18

　　1953年，德古教授引荐我加入法国精神分析协会。给了我一个机会阐述我的精神病分析心理治疗的直觉方法的科学基础。我受到了拉康博士在圣安娜医院所举办的精神分析研讨班的珍贵启发，在研讨班中，我们学着去理解弗洛伊德思想的深度，这个工作远远超过了通常对于弗洛伊德思想摘要式的理解。在拉加什（Lagache）教授开展的督导研讨班中，他让我介绍了一名青春期精神分裂症病人的案例。弗朗索瓦丝·多尔托博士在儿童的分析性心理治疗上颇有建树，在她对我的几个精神分裂症病人开展的个人督导中，我们进行了深入的交流。因此，这么一本薄书得以成型。这部著作包含了多个科学视角。与法国朋友的合作朝着真正的人性交流的方向发展，所以这项研究是日耳曼精神和拉丁精神之间碰撞的成果之一，它［创造出］了通往新事物的桥梁。

我们在对研究方法的介绍中反映了这座桥梁的特点。正如我将在导言中更详细地予以阐释的那样，这是一种聚焦于精神病患者的"具有体验"的身体的分析性心理治疗。我希望能在精神分析和体质生物学之间实现一种对精神病学而言富有成效的整合，这是我自图宾根学习多年以来一直保有的愿望。

吉塞拉·潘科夫　1956年复活节于内焦[1]

我感谢雅克·肖特（Jacques Schotte）博士的宝贵 19 批评。我还要感谢胡伯出版社，尽管我在大西洋彼岸，但该社善解人意，让这本书得以在适时出版。

1957年2月于巴尔的摩[2]

1　这篇前言写于1956年，却没有出现在同年出版的法文本中，其中只包含了苏珊娜和瓦雷娜这两个案例。发表于《瑞士心理学及其应用增刊》（ des Beihefte zur schweizerischen Zeitschrift für Psychologie und ihre Anwendungen ）的第27期，由索邦大学的心理学教授、法国精神分析协会的正式会员，朱丽叶·法维－布东尼（ Juliette Favez-Boutonier ）写的前言。（法文译者）

2　这一段同样也没有出现在原书一年之后出版的德文版本中（法文译者）。

引　言

　　探索精神病有两种方式。依我看来，这两种方法并行不悖。时至今日，我们并不能解决这两条道路会不会永远都没有交集这个问题。第一种方法，我称之为"外部路径"；它通向了由经典精神病学提供给我们的疾病分类学，这是一座宏伟的大厦。"内部路径"是指当病人将他"托付于我们手中"，我们与他一同进入地狱之时，我们需要承担起被卷入其中的风险。

　　如何使得精神病的经验变得可以理解呢？我们应该进入精神病患者的世界，这个世界如同一间房屋，它的墙、里面的物件包括它的居住者，对我们而言不仅是完全陌生的，甚至是具有威胁性的。我们能够让这个世界被外人所知吗？谁没有想过言语交流这样的可能性呢？然而面对帮助病人摆脱"拯救者"的话语而要付出的各种各样的努力时，又有谁不曾退缩过呢？诚然，病人说的每一句话都是能够将他带回到人类世界的纽带。然而，巨大的困难在于能否认识到这一纽带的独特特征，以便编织成绳索，让医生和病人都能顺利地经受在精神病的山脊上孤独行走的考验。我们往精神病的深渊投掷的石头，总是能够发出回声吗？我们听到的回声是真实的吗？在我们朝向病人的深渊发出的话语和对方的回应之间，是否存在某种关系呢？最经常发生的是，我们停滞在空白之中。正因此我曾尝试从另一个角度抵达研究的开端。

关于我治疗精神病的基本工作构想是基于医患的"彼此依存的存在"（法文：l'être-l'un-avec-l'autre；德文：Miteinander-Sein）。我不知道疾病现象在何种程度上会被这种进程所改变。但是，为什么不大胆地描述我们所观察到的现象呢？难道弗洛伊德没有将这种描述性的卓越方法传给我们吗？当他进入神经症这一未知领域时，他天才般地运用了该方法。病理性过程在精神生活的不同层级中展开；这些层级在它们之间保持着活跃的和动态的关系，关键就在于分别对它们加以研究和破译。这一"动力地质学"不仅适用于神经症，同样也适用于精神病。弗洛伊德传给了我们一个珍贵的工具：层级动力学的图式，我们可以运用这一工具在精神病最深处勘察和探测它。

我想将我的工作引到这个方向上去。这并不是说要提出关于某些精神病的精神分析治疗可能成功的标准。我也再三强调：我并不想提供关于精神病起源的理论。眼下，我转向精神病的内部，并试图描述在这个一直受到毁灭所威胁的地方所发生的事情。尽管威胁一直都在，但该描述可以让医生以及病人时不时地找到一小块坚实的陆地。因此，精神病的世界对我而言是个破碎的世界。这些碎片经常被体验为"分崩离析的世界"，丧失了它们之间所有的内部联系。在这些碎片之间，蔓延着空和虚无的裂口。因为我们对于精神病特有的毁灭过程一无所知，我们只能观察到碎片之间的"间距"经历着持续的变化。经常发生的是，在前一天我们还假设是坚实陆地的地方，出现了新的空缺，新的"洞"。为什么会这样呢？我们并不知道。我们只能观察到这些事实，如果我们想从对精神病世界的探索这一冒险中安然无恙地全身而退，我们就必须观察这些事实。也许对于精神病的心理治疗的奥秘，恰恰是由这种观察能力揭示出来的，它向我们指出了碎片化的世界以及它们之间关系的微小变化。最重要的恰恰就是这些变化，据此可以探索碎片之间的相互接合。拼接这些分离的碎片有时是可能的。这并不意味着这一新的"陆地"是坚固的。

随着我们对"精神病领域探索的深入"，我们会发现某些碎片的拼接是稳定的。为了沿用地质学的意象——这会简化描述，但这并没有澄清现象本身——有时我们会碰到之前在其他碎片中遇见过的"地质层

级"。我们便试图将精神病世界中等同于不同碎片的
［这样或那样的］那些层级"重新接合起来"。我把这
种丧失了连贯性的不同的精神层级的拼接过程称为动
力结构化。动力结构化的进程允许我们重新找到"坚
实的陆地"，并且再次加固精神的地基。

如何在毁灭过程中区分出这些允许结构化得以进
行的一个个碎片呢？这是一些和身体有关的碎片。很
难用日常语言来表达它们的关系，因为精神病人经常
24 把一块碎片感知为整体的而不是部分的。有时，这些
碎片以平淡无奇的图式呈现出来，而图式的意义可囊
括生活的所有领域。我尝试对这些身体感知的碎片
进行工作，以便将它们整合为身体形象（*l'image du
corps*）。如果我们成功地在身体形象的不同组成部分之
间建立起联系，那么身体就变得"可居住"了，而且
这种空间中的登录也会带来时间上的登录。当身体可
以在它的限度中被看成是男人的身体或女人的身体时，
那么转入充满意义的欲望以及同"你"相遇就有可能
了。人类存在便可以进入他作为主体的历史中。

上述这些关系在我看来已经稳固地建立起理论性
的思考了，我于是冒险在1956年出版了一本小书[1]，描

---

1 Gisela Pankow, *Structuration dynamique dans la schizophrénie.
Contribution à une psychothérapie analytique de l'expérience
psychotique du monde*, Bern, Huber, 1956.

述动力结构化这一方法在两位患精神分裂症病人那儿的应用。经过六个月的治疗，患青春期精神分裂症的病人能够以一个图式为基础，在符号的水平上发展出女性的身体形象来。六周之后，在时间中登录的可能性出现了，这也使得通过经典精神分析来开展进一步的工作变得可能了。另一位患违拗症的病人，我通过整整七个月的工作，成功地从内容物出发培养出了身体形象，随后又开展了一段经典的分析。

当所面对的问题是使德语读者发现与精神病治疗有关的经验时，我的困难在于，找到与法文中辩证的阐述相对应的德语表达形式。一年之后，情况会显得更简单一些。一些评论特别指出，将时间与空间距离拉开进行比照的话，更易于去描述内在于治疗干预过程中的空间经验再转向时间经验的过程。在英语中也是同样的，因为迫于要找到一个恰当的翻译来表达在结构化工作过程中所使用的基本概念，这种语言转换使我们不得不采用一些简化的办法。1956年11月在澳大利亚墨尔本的精神健康研究所，以及随后12月在维多利亚省的精神卫生局附属的两个门诊和五个精神病院所举办的会议以及我跟几名精神分裂症病人所做的临床演示，帮助我更加准确地构思了这些基本关系。1957年1月，在洛杉矶与美国同事的首次相遇对我来说非常重要，那时，受阿卡迪亚（位

于加州）的安布勒-威尔斯（Ambler-Wells）基金会
之邀，我在南加州精神分析医学协会、布伦特伍德
医院、退伍军人管理局的精神卫生门诊部，为安布
勒-威尔斯的精神分析小组做了几场报告，还开展了
治疗精神分裂症病人的临床演示。后来为了出版[1]而
重新修订了这些报告，它们以由轻到重的顺序来说明
身体形象的修复，即首先以严重的强迫神经症为例出
发，接下来是伴有强迫和幻觉的边缘个案，直到最严
重的偏执狂和精神分裂症的个案，但在本书中，相
反，我想首先介绍两个精神分裂症的个案。因此我们
的目光便投向了严重的核心精神病（Kernpsychose*），
直到发现了"动力性小块"图式这一拯救性的标志
时，我们的目光才得以聚焦，而被毁坏的身体形象
26 可以再生。在治疗精神病的工作实践中，我称为幻
想（phantasmes）的动力领域可以让我重建被毁坏的
身体形象。严格来讲，当身体形象的图式与它的内
容物能够被协调好时，结构化的工作才算完成，而
这意味着造成病人身体形象被摧毁的解离得到了
治愈。

　　在这项研究的第三部分，我介绍了对三位患边周

1　吉塞拉·潘科夫，《精神病中的身体形象》（L'image du corps dans
la psychose），Paris, Cahiers Montaigne, nouvelle série, n° 4, p.1-11,
1959。

精神病（*Randpsychose**）的病人的治疗。在此，同样的，治疗性的干预严格来讲在于对幻想的创造，它可以用来治疗身体形象的破裂。在边周精神病（psychose marginale）个案中，把身体形象的分离并入病人个人的历史中是有可能的。相反，在核心精神病的个案中，身体形象的解体（*Auseinanderfallen**）与历史连接的丢失相伴而生，它们二者具有同源性。

在本书的结尾将会提到对一名强迫症女性的治疗，通过分析一个单独的幻觉，这一治疗呈现出了幻觉与身体形象断裂之间的联系，这是我们很少观察到的[1]。

最近出版的有关精神病的分析性心理治疗的书籍（约翰·N.罗森[2]，加埃塔诺·贝内代蒂[3]，玛格丽特－阿

---

1 为了保护病人，我改变了一些病人的社会身份信息。由于巴黎特殊的工作条件，我们只能接待女病人。一份关于对男性患者的治疗和精神分裂症患者的临床示范的报告将会出版，书名在25页注释1中有提及。（所涉本书页码均指法文版页码，见本书边码。——编者）

2 约翰·N.罗森（John N. Rosen），《直接分析：论文选》（*Direct Analysis. Selected Papers*），New York, Grune & Stratton, Inc., 1953。（法文版已经出版——法文译者）

3 加埃塔诺·贝内代蒂（Gaetano Benedetti），《精神分裂症患者的世界和治疗的可能性》（Le monde des schizophrènes et son accessibilité thérapeutique），n° 84, 1954, p. 1029-1043；《对精神分裂症的心理治疗的可能性与局限》（Möglichkeit und Grenzen der Psychotherapie Schizophrener），*Bull. Schweiz. Akad. Med. Wiss.*, n° 11, Fasc.1/2, 1955, p. 142-159；《精神分裂症的心理治疗》（Psychotherapie eines Schizophrenen），载 *Psyché*, n° 9, 1955, p. 23-41。

尔伯特·塞什艾[1]、哈里·S.沙利文[2]、弗里达·弗洛姆－赖希曼[3]、刘易斯·B.希尔[4]、梅莱妮·克莱因[5]、威廉·屈特迈尔[6]、弗朗索瓦丝·多尔托[7]），描述了结构化的效

1　玛格丽特－阿尔伯特·塞什艾（Marguerite-Alberte Sechehaye），《象征的实现（应用于一例精神分裂症的心理治疗新方法）》〔La Réalisation symbolique (Nouvelle Méthode de psychothérapie appliquée à un cas de schizophrénie)〕supplément n° 12 de la *Revue suisse de psychologie et de Psychologie appliquée*, Berne, Huber, 1947；《一位精神分裂患者的日记》（*Journal d'une schizophrène*），Paris, PUF, 1950；《对精神分裂的心理治疗引论》（*Introduction à une psychothérapie des schizophrènes*），Paris, PUF, 1954。

2　哈里·S.沙利文（Harry S. Sullivan），《愿望满足的象征》（*Die symbolische Wunscherfüllung*），Bern, 1953；《精神分裂症的新心理疗法：通过象征性的实现来缓解挫折》（*A New Psychotherapy of Schizophrenia: relief by frustrations by symbolic realization*），New York, 1956；《现代精神病学概念》（*Conceptions of Modern Psychiatry*），Washington, 1947；《人际精神病学理论》（*The Interpersonal Theory of Psychiatry*），New York, 1953。

3　弗里达·弗洛姆－赖希曼（Frieda Fromm-Reichmann），《密集心理治疗的原则》（*Principles of Intensive Psychotherapy*），Chicago, The University of Chicago Press, 1955。

4　刘易斯·B.希尔（Lewis B. Hill），《精神分裂症的心理治疗干预》（*Psychotherapeutic Intervention in Schizophrenia*），Chicago, The University of Chicago Press, 1955。

5　梅莱妮·克莱因（Melanie Klein），《婴儿冲突在成人行为模式中的意义》（*New Direction in Psych-Analysis. The Significance of Infant Conflict in the Pattern of Adult Behaviour*），Tavistock Publications, 1955。

6　威廉·屈特迈尔（Wilhelm Kütemeyer），《身体事件和精神病》（*Körpergeschehen und Psychose*），Stuttgart, 1953。

7　弗朗索瓦丝·多尔托（Françoise Dolto），《使用花－娃娃进行精神分析治疗》（Cure psychanalytique à l'aide de la poupée-fleur），in *Revue française de psychanalyse*, n°13, 1949, p.53-69。

果，但缺少对于结构化的系统研究。我们在第一部分和第二部分的介绍，很大一部分都基于病人的话语表达，[在行文风格中]可能会缺少流畅性。但是，我想在实践中展示出结构化的过程。因此，我们能够在文中看到话语的"根基"（Wurzelsituation[1]）形态，它们揭示了精神病语言的特有结构。

1　弗朗索瓦丝·多尔托（Françoise Dolto），《关于花–娃娃（续篇）》（À propos des poupées-fleurs (suite)），*Revue française de psychanalyse*, n° 14, 1950, p.19-41。

第一部分　作为时间经验基础的身体形象的制作

一名18岁青春期精神分裂症女患者的精神分析治疗

第1章

初遇病人

一位母亲透过她的家庭医生也是我的朋友的紧急要求，和她的女儿一同前来与我会谈，我后来了解到这位母亲由于自己有八个孩子而处在一种过度劳累、极度烦躁的状态之中。据这位母亲描述，女儿苏珊娜（在本书中我这样称呼她）于两周之前，在乡下亲戚的家中度假时，呈现出非常剧烈的亢奋状态。当时苏珊娜的姑妈请来的医生想让她住进精神病院。在其母亲叙述的过程中，苏珊娜似乎显得非常平静，但她眼中噙着泪水，并不时地向母亲投去愤怒的目光，而这些目光最终又落入悲伤的境地。所以，为防止再次激发起亢奋状态，我请求这位母亲让我和她的女儿单独相处。

苏珊娜还是能够回答她生命中主要事件的发生时间的。她将近18岁，在八个孩子中排行老大。父母开了一家小店。于是，我从儿童期的疾病开始，着手了解她的身体状况。苏珊娜说，她小时候只得过麻疹。在11岁时，她做了阑尾切除手术。一直到13岁，她都会在夜晚遗尿。她的一位弟弟也同样会尿床。她到16

岁时才来月经，量非常少，总是不规律，每次持续2到
3天，中间间隔2到3个月[1]。至于她的学习情况，她的
学习成绩优秀，在班上名列第一，[2]并且在假期之前已
经报名了一所私立学校，而在这所私立学校中她可能
难以跟上进度。半年来，她在学习方面感觉到了困难。
她的疾病可能是在复活节假期期间与一些年轻人的聚
会中突然出现的。可能是在一次节庆活动中，她失去
了精神平稳。现在我想转述一部分逐字记录的原始对
话，它表明了我是如何找到结构化工作的起点的。

我："你谈到了一次节庆活动，在活动中发生了什
么事情呢？"

苏珊娜："我拿着一支抽了半截的香烟（une cigarette
entamée）[3]，把它放进口袋，我开始意识到我的脑袋变得
不对劲了，我全身紧绷[4]。但我对此无能为力（沉默）。

---

1 我参考了恩斯特·克雷奇默（Ernst Kretschmer）来探究这一晚熟的
意义（参见恩斯特·克雷奇默，《体质与性格》，柏林：1995；《医
学心理学》，斯图加特：1996）。我对于这个病人治疗的细节描述
参见本书第93页。我在此指出，在分析过程当中，病人的月经变得
规律且多量，而这是在没有使用药物治疗的情况下发生的。关于
精神分裂症病人内分泌失调，参见曼弗雷德·布洛伊勒（Manfred
Bleuler）的《内分泌精神病学》（Endokrinologische Psychiatrie,
Stuttgart, 1954）。
2 在治疗过程中我了解到，病人由于战争而中断了学业一年，之后又
重修了这一学年。
3 原文如是。
4 作者加了着重号。

我便离开了。看到有一辆白色轿车，它是属于组织节庆活动的那位先生的。我感觉稍微好了一点。我的表姐跟着我离开了。在一所房子当中，我点燃了刚才那支香烟。我不知道是为什么（沉默）。那时我看起来很奇怪。我觉得自己看到了一架飞机飞过，投掷了什么东西下来。路上出现黑点，出现了两个黑衣人，然后看到白色，他们的外套是黑色的，下面穿着白色的什么东西。又有三个骑着自行车的人在一个十字路口停了下来。我想，有人正在过马路。我想到他是Z地的一个年轻男人，但他不可能在这里X地出现啊。然后，我就走向了一座教堂。我觉得钟上面的十字架似乎升起来了。我于是想祈祷上帝的保佑。在上帝旁边，我会感到更平静些。我经过了一个逝者纪念碑。碑的主入口是关闭的。我碰到了一位老妇人。我问她几点了，她很奇怪地看着我。我于是问她教堂是否已经关门了（沉默）。R先生表演了一个节目。我必须冲向布尔街[1]（Il faut que je rue de bourg）。*我想到了一种名为'Rufol'

³³

1　这里的斜体对应R先生的名字。我在这里将它拆分成这斜体的几个单词，是根据苏珊娜发音中的停顿而做的拆分。

*　在"Il faut que je rue de bourg"这个句子当中，rue是动词"冲向"的意思，"我必须冲向布尔。"但同时"rue de bourg"也构成一个名词组，即"布尔街"，这里"rue"作为名词"街"，因此，中文为了保留这种歧义性，翻译为"我必须冲向布尔（街）。"这个歧义性的句子如后文所述，源自于对R先生的姓氏的拆分，下文中"Rufol"同样翻译为"冲向疯（街）"。——译者的药，我必须冲向疯街[1]（Il faut que je *rue folle*）。一切都具有双重含义。我去了教堂。我祈祷。"

"我坐下来，我是不是疯了？我做了祷告。圣母玛利亚比着这样的手势（病人举起了手）。这意味着我应该留在教堂里。然后，我把我的手绢和钥匙扔到了圣水盘中，我离开了（沉默）。我要回姑妈家。在回去的路上，我看到了三架喷气式飞机。我不知道这是现实还是我想象出来的。我四处走，我要睡觉。我的姑妈说：'她看上去疯了。'我不再清楚谁是对的。这些都是在我经期前发生的。我听到了不断倍增的最小噪声，像一架飞机。"

那天晚上她碰到了什么吗？没有。相反，我了解到苏珊娜离开了节庆活动。当她想到了弹钢琴的那位先生时，她把他的姓氏拆分为三个部分，变成了一条街道的名字。其动词形式是指一个行动。苏珊娜说"我必须冲向布尔街"（Il faut que je *rue de bourg*）。[2] 如果不是苏珊娜拆分了 R 先生的姓氏，把它并入一个具有动词的语法结构中，赋予了这些词以意义的话，它们本身没有意义。由一个没有意义的词所指代的行动作为防御，代替了人与人之间的相遇。但是，因为这个行动并不存在，它转向了非现实领域。苏珊娜叙

34

1　这里涉及对 Rufol 这个名字的拆分。

2　参见注释1。

述的第二个例子，揭示了相同的对语言切分的过程。
"Rufol"这个药物名称被用来想象一个行动——"我必须冲向疯街"。这两个有关用语拆分的例子，是我与苏珊娜的初始访谈中仅有的例子。在我看来，重要的是这两个例子中所涉及的都是专有名词，我将在下一章讨论这个现象。

到底是什么在病人那里代替了人与人之间的相遇呢？这些出现在她精神生活中的洞，以幻觉或与实际对象并没有任何关系的行动所填补，这就是为什么它们在言语表述中不具有意义的原因。我能否找到一种处理这些无意义行动的方法呢？

至关重要的一点在于，苏珊娜的精神病经验会在一些确定的、预先构成的地方闯入。某些图式（*formes*）以及某些动力图像（*images dynamiques*）本身具有催化与凝缩的效果：投掷了某个东西的飞机，教堂上升起的十字架，病人进入了教堂并把她的手绢和钥匙丢进了圣水盘中。她并没有将周围的人体验为一种具有生命力的交流（环境），而是一种威胁。人们在监视她，而且知道她所有的想法。

"我叔叔的脑中有一个想法。他在周三到周四的那个夜晚喝了酒。我很担心会发生某些事情。我觉得他想上楼。我觉得他想走进我的房间。我回答说：'有人靠近我，他想诱惑我。'通过电源线，人们可以听到

35 我讲的话。他们想用一个消防梯来找到我或者搭救我。
我全身的肌肉越来越紧绷了。"（第一次会谈）

　　这时，苏珊娜中断了她的讲述，开始不停地大笑，
她的身体也亢奋起来。她用胳膊做着防卫动作，似乎
想推开一个施暴者。与此同时，她的双腿激烈地蹬踹，
但并没有离开沙发椅。她在表达关于身体的什么呢？
对此她尚只字未提。我了解到她的亢奋状态是在经期
前爆发的。此外，她还多次向我提到她全身紧绷。在
对紧绷的状态做了描述之后，她就开始大笑，手脚并
用地胡乱做着防卫动作。

　　与苏珊娜的身体发生特定接触的是哪些客体？她
放进口袋中的被人抽过的烟；她携带的手绢和钥匙，
它们被扔进了圣水盘。总之，我们可以说，身体作为
一个具有体验的身体（corps vécu），一个能够感受和行
动的身体，几乎没有呈现出来。

　　在此，我清楚地看到了与癔症的相似之处。在癔
症患者那里，身体扮演了很重要的角色；在癔症患者
的身体被吞没的地方，我们在这位青春期精神分裂症
患者身上，看到的是幻觉或者没有实际对象时的行动。
当处在人际交往困难中的癔症患者抑制了一部分未被
体验到的情感生活的时候，一种身体的感觉就出现了。
而在这位青春期精神分裂症患者这里，相反，我们发
现了一些被摧毁的领域，它们是以幻觉或者非现实的

行动来填补的。

如同我已经指出的，苏珊娜在节日与年轻人的聚会中，失去了精神平稳。但自从疾病出现之后，她与其他人的交往也遇到了困难。面对妹妹们发出的噪声时她逃掉了。她非常嫉妒时年16岁的弟弟，因为她发现这半年以来[1]，相比于她自己，母亲更关心她的弟弟。

"我有一位虔诚的姑妈，16个月前她去世了。如果她还在世的话会帮助我的。我感觉自己被抛弃在这尘世中。我不知道我的父母是否爱我。"（第一次会谈）

苏珊娜很害怕自己会去打她的母亲。我和她父母商量好给她换一个居住环境，这个改变的效果立竿见影。从第三次会谈开始，她变得更加平静了。现在，她居住在姑父和姑妈家里，他们没有孩子，是两个性情欢快的人。幻觉退居幕后，但是，苏珊娜感觉自己被跟踪了。

见过她的父母之后，我建议进行一段持续两个月且每周四次[2]的治疗。

苏珊娜所处的状况如此令人担心，我尝试治疗她的勇气是从哪里来的呢？在我看来，分析性精神治疗是可行的，因为在苏珊娜的言语中，只有两个例子表

1　也是在半年以来，病人在学习方面表现吃力，见第32页，注释2。
2　在剧烈的亢奋发作时期，我每周见病人五六次。

明了她的分裂。我通过作为防御的两个专有名词的形态象（*Wortbild*），来解释这个精神病的发作。人与人之间的关系被幻觉或者没有实际对象的行动所取代，在我看来重要的是，这些精神病性的反应是与某些图式以及动力图像相联系的。我恰恰希望可以通过这些图式（forme）找到动力结构化工作的出发点。

第2章

头两个月治疗中的身体形象

1 幻觉与身体形象的动力化

苏珊娜的疾病是在她将要满十八周岁时爆发的，那时她开始参加一些年轻人的聚会。她原本能够在何处，以及如何为建立稳固的人际关系而做好准备呢？"我的周围，是空和焦虑。"（第八次会谈）"不被人所爱"（第一次会谈）令她倍感痛苦。

为了更深入地了解苏珊娜的疾病，我尝试跟随病人进入她精神病的世界当中。很快，在治疗的起始阶段，出现了一个新的伴随着幻觉的亢奋状态，她在第四次会谈时变得非常激动，向我嘶吼说她没有办法找到方向。接下来，她哭喊着说："然而，我是可以结婚的。我再也无法忍受像这样了！"

她指着身体的阴部。我明白她感觉到了性兴奋，它的第一次出现可以回溯到复活节假期期间。她认为每一个男人，也包括小男孩，都渴望触碰她。"我感觉得到他。然而，我想要保持纯洁。我到处都能看到他。"

两天前，她在主保瞻礼节上看见了一名年轻人，并且认为那就是"他"。她感觉到他"时刻都在追随着"她。与癔症患者那里发生的事情相反，在这名青春期精神分裂症病人身上，我很少会看到身体感受。当身体感受出现时，对治疗而言它们是非常有利的帮助，因为身体的某个部分"感觉到了"，也就是说，一部分具有体验的身体（corps vécu）进入了真实生活（Lebensbezug*）的关联当中，因而与精神病经验脱离开来。似乎由精神病所引起的摧毁同时波及身体形象（Körperbild）和身体所体验到的感知觉（Leibeswahrnehmung）[1]。

与此同时，当性感觉出现时，它引发了个人化幻觉性（réponse hallucinatoire personnalisée）的回应，或者是不具名（任何男人和任何小男孩）幻觉性（réponse hallucinatoire anonyme）的回应。对我而言，这些回应是理解类似精神病反应多种变化的关键所在。在大部分幻觉出现的情况当中，在身体感觉和引起它的"外部"来源之间建立联系，其实是不可能的。大多数情

---

1 参见第2章，第2节。

况下，身体是被"废除的"（annulé）。而上文中所提到的情况可以帮助我让苏珊娜明白，有期待的"内部"和对此做出回应的"外部"之间的关系。[1]

她在火车上见到了一些士兵，那时她正在阅读，她听到了一个声音命令她："你至少应该说出他的姓氏。"（第八次会谈）我试图弄明白"他"指谁。苏珊娜讲述了一年前的复活节期间，她在姑妈家遇到了阿兰，那时她的疾病发作了。她强烈地欲望着阿兰，而他那时其实在非洲工作。她无法接受这个等待，因此，从这个等待当中提取出了一个幻觉的现实。她见到了阿兰，并且听到了他的声音，就好像他就在那儿，活生生地出现在那儿。她认可了我的解释，也就是说，那个声音恰恰在告诉她其所欲望的东西。必须指出，她经常在火车上见到阿兰。"我对面的位置空着，我看见了阿兰在我对面。"（第三十八次会谈）

但火车并不是这些"会面"出现的唯一地方，市场扮演着更加重要的角色，她在幻觉中经常在那里碰到阿兰并且听到他的声音。不过，并不总是苏珊娜自己在讲话和寻找，这个幻觉的回应也并不总是指向她。与这个个人化的情境同时出现的，还有一个不具名的

1　后文中我会指出，在精神病这里，"内部"和"外部"之间的关系并不代表着真正的客体关系，而是揭示了非整合身体经验的支离破碎的特征。

情境：人们。[1]

"人们说：'他在政府部门工作吗？还是在服役？是海军还是在空军？'所有人都知道我恋爱了。"（第十八次会谈）

我了解到，苏珊娜很害怕在火车上或市场中被士兵强奸。"我的姑妈跟我谈论过战争，以及那些未婚先孕的女孩，这让我感到非常难受。"（第二十二次会谈）"在我家对面盖房子的工人们看着我，并且期待着我做出回应。"（第九次会谈）"我的姑妈跟我说，年轻女孩可能会在树林里或小路上失去她的贞操。"（第十次会谈）

值得注意的是，有时这些声音也会在苏珊娜身体中被感知到。因此，这个病人处于身体感觉和幻觉化欲望之间的状态中。我将这个状态称为"说话的身体"。"我觉得阿兰在花园里，我脑中的一个声音说道：'应该给阿兰一个答复。'我说：'那么，6月9号那天你过来吧。'我告诉你这个[2]，我们永远都不知道会怎样。"（第八次会谈）"我听到了一辆四马力汽车的噪声，一

---

1 很遗憾，我无法在此详细讲述对不具名的人所展开的分析。但我指出，在精神病学新近的文献中，路德维希·宾斯万格（Ludwig Binswanger）所做的出色研究：《此在失败的三种形式》（*Drei Formen mi.glückten Daseins*），图宾根，1956。

2 指跟分析家说。

个声音在我身体当中浮现出来。法语老师[1]以前有一辆四马力汽车。"

我的总结是：幻视和幻听是对身体"呼唤"的回应，这一呼唤要求即刻达成。"我总是生活在未来之中。"（第二十二次会谈）苏珊娜提到了"未来"这个概念，但它指的是一个"思维的时间"，而不是一个经验到的时间，一个登录在身体当中的时间。在她所处的状态中，她无法得到满足，因此期待变得无法忍受，便导致了一个表现为幻觉的短路。苏珊娜从儿时开始就已经知道了需要填补空洞。在一个意识清晰的时刻，她对我说："我以前总是有太多想象。我还记得我大概八九岁，独自一人在 S 地的亲戚家中，有一个 12 岁的表哥，我当时很喜欢他。当我独自玩玩具的时候，我会对他讲话，好像他就在那儿。"（第八次会谈）

2　多重价值的身体形象和多种解离

第四次会谈[2]的过程中，在明白了身体的动力运作和幻觉之间的联系之后，在同一次会谈当中，关于苏

1　根据苏珊娜的描述，这个法语老师知道她有多么痛苦。在高中的时候，人们说她爱上了他。为了不再思念这位老师，她把自己的注意力集中在数学上，而数学是她的弱项。

2　见第 35 到 37 页。

珊娜和她身体之间的关系，我有了另一个重大发现。

"就在那个星期天，我有了这样一个印象：我的左边是无政府主义的，而我的右边是天主教的。"（第八次会谈）

41　身体的左半部分[1]——这似乎并不是一个巧合——想要跟随最强烈的冲动，也就是说，像一个"无政府主义者"那样无拘无束地生活。身体的右半部分是"天主教的"，无法不受拘束地跟随她的冲动。苏珊娜生活在其中的身体的不同部分，以独立的方式承担着不同的功能。这具身体丢失了其内在的统一性，成了复数的。实际上，苏珊娜并不具有唯一的一具身体，而是两具。由于所发生的事情是典型的精神病的，身体某一部分的功能就变成了普遍的功能。我说的具有多重价值的身体，是指它的普遍功能可以承担多种不同的意义。对于部分视角和整体视角之间关系的发现，可以帮助病人从她的幻觉性解离当中走出来。

案例报告进行到这里，我想解释"解离"这一术语，以便把它整合到分析性精神治疗的理论当中。对于精神分裂症患者而言，我们不使用"投射"，因为

1　在接近两年的治疗之后，我成功地对这些关系有了更深入的探索。在治疗开始阶段这个非常珍贵的、身体两个部分间的简单对立，在后来的治疗中被发现在早期母婴关系中就已经成为"两半"的身体形象。

弗洛伊德[1]在谈论偏执狂的时候使用这个术语，是用来表明内部防御的一部分冲突是如何被投射到外部世界中去的。目前我只以描述的方式来推进，并不知道所观察到的这个现象是否有其情感起源。在这个层面上，我只能说：在一个典型的精神病过程中，身体不再被体验为一个整体。身体形象的摧毁会导致不同反应。要么是某一部分替代了整体的身体形象，在这种情况下，身体会被体验为如同苏珊娜所遇到的情况；要么在内部和外部之间产生了一种混淆，而这一混淆在精神病当中是非常典型的。这个混乱可能会造成身体形象的某些部分在"外部世界"中重新出现。有时，还能辨认出它们构成了曾经是一个"整体"的身体的一部分，但更常见的情况是，这些"部分"以一种完全不同的方式出现，以幻听或者幻视的方式出现。在这种情况下所呈现的摧毁过程中，我更愿意把解离称为身体形象的支离破碎（*désagrégation*），这是指不同部分的身体形象丧失了它们与整体的内在联系，因此被置于外部世界当中。我试图通过与病人的言语交流去理解解离的过程。如果通过治疗，病人成功地重新发现了这具原本是整体的支离破碎的身

42

1　西格蒙德·弗洛伊德（Sigmund Freud），《弗洛伊德全集》（*Gesammelte Werke*），Bd. 1, S. 392 ff；Bd. 8, S. 239ff；Bd. 10, S. 153；Bd. 11, S.440；Bd. 13, S. 271, Londres, Imago。

体，他便可以学习居住在他的身体[1]中。混乱的身体性（*Körperlichkeit**）转变成了可以和谐的方式被体验到的"身体－中－的存在"（法：être-dans-le-corps；德：*Leiblichkeit**），它可以导向一种具有意义的生活。

现在我要谈到一次会谈，这次会谈由于触及她身体的典型精神病的动力结构而帮助苏珊娜避免了一次住院，即便她当时非常亢奋。在第十二次会谈开始的时候，她告诉我，她去了旁边的药店买氯丙嗪[2]。那时，人们也可以打电话去订购氯丙嗪，因此对她而言，显而易见的是"所有人都知道了这件事"。病人无法抑制地大哭。我试图了解她的亢奋状态是在什么样的情境下被激发的。她告诉我说她姑妈去了市场，而人们的服务很差。所有人可能都知道了她无法待在X[3]地。一个北非男人似乎跟踪了她。昨天，她姑妈似乎谈到了战争，以及那些在战争中未婚先孕的女孩。这令她非常不舒服，她姑妈说过"没有必要如此频繁地去见那位分析师"。

病人："是的，我父母应该为我付费。这是我的错误，似乎我是一个恶人。"

---

1 马丁·海德格尔（Martin Heidegger）《筑·居·思》（Bauen, Wohnen, Denken）（Bâtir, habiter, penser），Schullingen, Werke, 1954; 参考法文 *Essais et Conférences*, Paris, Gallimard, 1958。

2 在治疗的前两个月，病人每天服三次，每次两片（150mg）氯丙嗪。

3 在复活节假期病人病发的地方。

我："你什么时候听到过人们这样讲？"

病人："我12或13岁的时候。姑妈没有办法照顾我。我会变成什么呢？现在我就像是一个木偶。在'巴士底狱'那一站，所有人都下车了。我在想，所有人都想跟踪我。这就是为什么我没有下车回家（沉默）。在L街上[1]，我看到了很多警察。"

我："是的，那儿附近有一个警察局。"

病人（处在极度焦虑的状态中，嘶吼道）："很明显，警察就是在等我结束会谈之后来抓我！我听到街上有一个声音，它说'你讲得太多了'。我知道我讲的所有东西都会被那些监视我的人录下来。我的脸色很差，人们觉得我是一个站街女。"

我："那个声音斥责你，就好像你身体的无政府主义部分是实实在在地在你的身体中。而天主教的部分会斥责这个无政府主义的部分。"

病人："一个声音说'是这样的'。"

那些声音平复了下来。我让苏珊娜在我的分析室停留了将近一小时，没有特别照料她。一周之后，她主动对我说："如果在我出现幻觉[2]时对某个人讲话，那是我在质问我自己，我在斥责我自己。"（第十八次会谈）

接下来，她对我说："我用各种方式斥责自己。我

1　她的分析师所居住的街道。

2　病人曾自己使用过这个词语。

有很多个自我，很多个人格。其中一些不会对我说什么，而另一些会指责我。"（第二十七次会谈）"我总是在无政府主义和天主教之间斗争"；"我的第二个自我看着我，向我发送了一个回音"（第三十四次会谈）。

在我没有做任何干预的情况下，病人在她支离破碎的世界的不同部分中认出了自己。在她的身体中，无政府主义的部分与天主教的部分以同样的方式相分离，她的精神病的世界被切分成了碎片，而这些碎片之间不再有任何联系。在一次又一次的会谈中，她重新找到了这些碎片，并成功地把它们连接成了一个整体。在由解离的身体形象产生的幻觉的客体世界中重建了一个整体，因而，病人经验当中的洞和毁坏的区域被修复了。

然而，解离的现象可以以更复杂的形式呈现出来。最简单的解离形式是对身体的部分与整体之间特殊关系的误识。当涉及理解各部分的相互关系时，连接变得更复杂。为了抵达这一步，需要由一个部分的具体表象过渡到另一个部分的具体表象。这道坎病人无法跨越。她确实成功地把其中一个碎片整合进了整体当中，但这所涉及的仅仅是对这个整体的一种逻辑认识，而不是具体表象。鉴于她的身体没有被居住[1]，不同部分之间的关系也就无法发展，受到了阻滞，而这有利于

1　见第42页，注释1。

解离过程中的一个新阶段的发展。

我将解离过程的第一阶段称为简单符号（*signes simples*）阶段。这个阶段的特征是，某些客体对于病人而言获得了主体性的意义。符号（signe）不再指代那个被其指代的事物。值得注意的是，病人在日常生活中所碰到的一些确切的图式（formes），对于她而言具有了特殊的意义。每当她对这种图式变得"易感"时，她就进入了一种焦虑状态，与此同时，她发现了一个意义，这个意义甚至可以促使她去执行某个行动。能够起到催化和凝缩作用的图式，比如，十字架、小鸡、鸭子和飞机等。

现在我想借助一些例子来展开对这个相关性的阐述。在第十一次会谈中，我了解到苏珊娜的姑妈在复活节假期带来了两只小鸡，一只送给苏珊娜，另一只是送给她堂兄的。病人"认为"她马上就要结婚了。她在街上看到了一份无政府主义报纸的大标题时，也看到了香蕉皮和苹果皮。她立刻就想到，这是阿兰用香蕉为她标记的一个符号。苹果皮是她的家庭医生的符号，他曾经建议她要吃苹果（第十八次会谈）。

现在我将讲解解离过程的第二阶段。在这个阶段中，一个特别的图式不再意味着主体性的意义，而是这个图式自身变成了一个可动的符号。以下是可以说明这一关联的几个例子。在第一次会谈当中，病人告诉我，在她离开了节庆活动之后，她看到了教堂钟楼上的十字架升了起来。

在第八次会谈的时候我了解到，苏珊娜在那个节庆活动的晚上，回到姑妈家之后，进了她自己的房间[1]。在那里，她可能看到了天空中有一团云从左侧升起来。当云经过窗格的横档时，苏珊娜想要它停下来。"好了，现在往右边吧，往右一点，再往右一点。云会形成一个十字架。"这个例子中构成了十字架形状的窗户横档，不会推动病人再去寻找一个主观的意义。不，意义的动力学变成了一个活动。窗户的横档诱发了一个由云来履行的活动。在这样的世界中，"空间"这个要素没有被识别出来；而"符号"变成了活动，因此，这个世界被封闭了起来。云和十字架相互粘连，但是，云就其本质而言并未被识别为云。云与窗户的横档的关系并不具有含义，窗户的横档"指使"云通过运动去描画这个窗户横档的副本。因此，事物丧失了自身的含义，它们不再就其本质而被识别出来。由于这些事物之间的关系被扭曲了，我们说这个世界变成了虚构的、非真实的。

在最后一个阶段，病人用她的身体加入了这个封闭世界的动力运作中。她通过符号的驱动而行动。她

1　我强调苏珊娜在此有一个含混。在第一次会谈中，病人曾确认与姑妈在同一张床上睡觉。同样的含混参见第48页。

变成了这个封闭世界里的一个演员，这个世界没有被居住。它是一个死亡的空间，无法诞生出在时间中登录的生命。

　　我现在想举几个有关复杂解离过程的例子，从最简单的一个例子开始。

　　苏珊娜曾在火车上看到带有一颗心的布列塔尼十字架，就像布列塔尼地区的女性会佩戴的那样。"它对我来说是一个符号，就像在复活节那样。"然后，病人在最后一节车厢中看到了一个年轻男人，他对她说："这并不是全部。重要的是那颗心。请跪下，你想要许一个心愿吗？"（第三十次会谈）

　　这个例子向我们展示了病人赋予这些符号的意义是如何推动她行动的。第四次会谈，苏珊娜告诉我，有一次散步，她看到了一棵树，而这棵树变成了一个箭头。"我感觉自己受到了它的限制[1]，要朝那个方向走去。"

　　再举一个可以充分说明符号如何推动病人去行动的例子：苏珊娜难以入睡，因此不得不起夜好几次。在这天夜里，她对姑妈谈到了阿兰，说她觉得自己在花园中看到了他。然后，她在楼上听到一个男人进了家，脱了鞋扔在地上，她觉得她应该回应一个信号，就想把自己的鞋从窗户扔出去。她回忆起在复活节假

1　是她自己使用了这个表达方式。

期的时候好像这样做过。当她看到一个40来岁的男人
应邀来到姑妈家的时候，她同样觉得自己应该给他一
个信号。"我开始一瘸一拐地走路。"在第三十四次会
谈的过程中，她再一次谈到了这个关键的符号，我了
解到这是别人给她的鸟。"这不是首先要做的。一颗钉
子有它在鞋里的位置。"由此，苏珊娜回忆起她曾经一
瘸一拐，是因为人们跟她谈论过的鸟。在第四十一次
会谈当中，我进一步了解到这个"鞋的行动"。她告诉
我，之前当她被迫要跟姑妈在同一张床上[1]睡觉的时候，
她非常激动。"我从窗户那儿把鞋扔了下去。我希望阿
兰能够找到它。"（第四十八次会谈）

48　　再举另外一个例子：复活节假期期间，苏珊娜在
所在的房子当中发现了一个摩洛哥风格的房间。为了
给阿兰一个符号，他那时在非洲工作，她整整一天都
把头伸到窗外，以便让它暴露在阳光当中（第二十三
次会谈）。

　　但不仅仅是周遭环境中的一些物质图式可以推动
病人去行动，一些书面语可以引起相同的反应。这里
所涉及的是同样的过程。她无法在词语书写图像和意
义之间建立联系。她只看到了字母的空间排列，而这
与它们原本的意义相分离，这一排列对她起着作用。

1　在治疗随后的进展中，苏珊娜似乎从一种担忧中推导出了这个事实。

Astra 人造奶油广告当中的字母 "A"，就足以让她认为这是阿兰为她做的一个符号。如果说病人完全有能力去阅读 "Astra" 这个词，也仅仅是指在字母的图式下对她产生了作用。系于这个词的意义丢失了。只有被赋予了意义的字母 "A" 向苏珊娜传递了一条信息。我想回到她在第一次会谈时告诉我的一个例子。在离开了节庆活动之后，她想到："我必须冲向疯（街）[1]。"她把举办这次活动的先生的姓氏拆分开来。我们是否可以认为，通过这个拆分开，她在表达一个防御行动？人的姓氏是一个符号，因此也是一个整体，它概括了姓氏的图式以及所命名的内涵。而病人把这个姓氏变成了一连串字母组合，丢失了它原本具有的关系。由此，她通过这个专有名词（但被剥夺了原有的意义）而获得的动词所表达的行动，不具有任何朝向未来的指向，也就是说，不具有任何在时间当中的维度。世界被封闭了起来，因为其不同部分之间丧失了内在联系。

　　在第三十二次会谈中，她向我提供了一个非常重要的例子，是关于词语图像（*Wortbild*）的解离过程。这个例子向我展示了苏珊娜如何在令她绝望的组织人际关系的需要中去切分一个词的书写图像，由此，它

1　见第 33 页，注释 1。

变成了一个主观的符号推动着她去行动。

病人："姑妈告诉我，所有东西都具有双重含义。一个声音说：'我觉得自己好像被切成了碎片。'姑妈买了焦糖块儿。我吃了一个，而她并不想让我吃。剩下的要留给小孩子们。对于我来说，这是一个符号。"

我："你可以给我解释一下，为什么这些焦糖块儿对你而言是一个符号吗？"

病人："我把焦糖（caramels）这个词看作是由大写的字母书写的CARAMELS。他叫阿兰·MA……（Alain MA...），这意味着婚姻。两个'A'是两颗心。我们结婚的时候，彼此相爱。两个'A'，是心的钥匙。焦糖块儿给了我打开心的钥匙（沉默）。我把钥匙和手绢扔进了圣水盘[1]，那个手绢是别人借给我的。一个叫克里斯汀娜·M……的朋友借给了我她的手绢，当时我看到了手绢上的'M'这个字母时，我想到了阿兰·M.。"

这个例子非常清楚地揭示了精神病过程所涉及的不同层级，苏珊娜想要理解为什么她把钥匙和手绢扔进了圣水盘当中。她无法体验与一位年轻男子的真实相遇。在某些地方，病人感觉到她受到了这个限制的影响。她所受制于的这个"命令"来自由字母"M"

---

1 见第33页。

所代表的图式，手绢（Mouchoir）这个词当中包含着字母M。这个字母也位于阿兰的姓氏MA……当中。是字母M占据了这个被欲望着的年轻男子的位置。一个字母，一个局部，代替了整体。这个精神病的特殊反应也在焦糖（CARAMELS）这个词中以类似的图式显现了出来。对于苏珊娜而言，鉴于字母A指代她爱的男人，而两个"A"则意味着和她所爱的这个男人之间的结合，也就是说婚姻。这就是为什么苏珊娜对于焦糖（CARAMELS）这个词，只是在两个字母"A"所包含的"心的钥匙"这个意义层面上听到了它。这两个精神病的反应，分别通过字母"A"和"M"汇聚在她被迫做出的这个行动当中。在阿兰的姓氏中，字母"M"位于字母"A"的旁边（Alain MA…），她把"A"世界（钥匙）与"M"世界（手绢）联系在了一起。通过这把钥匙，她表达了对爱的渴望。她把钥匙和借来的绣着字母"M"的手绢同时扔进了圣水盘中。通过这种方式，她就在精神病的世界中经历了在教堂举行的婚礼。一把钥匙和一块手绢代表男人跟女人在圣水盘中相遇了。

在解离随后的一个阶段中，某些客体的图式和词语书写图像的图式出现了汇合，这个汇合形成了一个抽象的图式。由此，在面对她无法处理的人际关系时，苏珊娜重复着她曾经找到的一种救命稻草般的尝试。

由于她想到她的法语老师[1]时引发了焦虑的情绪，她就对这门课不感兴趣了，转而投入数学当中。在此，在这个纯粹图式的领域当中，她希望能为自己的困境找到出口。我想在这里举一个汇合的例子，其中符号表现为一个抽象的图式。

51 病人："我想请问我能否用我的肚子做体操（沉默）。在复活节假期期间，我走上了一条通往阿兰父母家的路。我走了一条小路，这是一个符号：我应该继续。

一支香烟。这意味着巴尔多[2]-船[3]（Balto-bateau）。然后，我把这支香烟扔进了排水沟，我看见一只鸟在它的窝里。我知道阿兰会来找我。我看见地上有三根火柴，它们摆放的位置像一个Y字形。这也是向三个不同方向前行的符号。我没有这样做。我看见了一架飞机。我的堂兄和阿兰在这架飞机上。我回了家。一只狗（Zaza）跑向了我。我轻轻地抚摸它，就好像我在抚摸阿兰。这也意味着什么。这让我非常安心。我急迫地想要去摸狗。这个念头让我发笑。"

这段叙述向我们展示了在病人那里在解离的不同层面所呈现出来的动力背景和序列。重要的是要注意到，在这段逻辑并不一致的叙述的开头，苏珊娜谈到

---

1 见第40页，注释2。
2 一个香烟的品牌。
3 原文如是。

了身体。这里涉及的是她自己的身体。她问我是否可以用肚子来做体操。然后是有关节庆活动的记忆，以及想要去看望阿兰父母的欲望，它们再一次将她引入了符号世界。她走了一条小路，这条小路的图式对她而言是一个鼓励她继续前进的符号。接下来，当她看见了一块石头和地上的一支香烟时，以这个香烟的品牌为出发点，她合成了一个新词——"巴尔多-船（Balto-bateau）"。然后，她把这支香烟扔进了排水沟。苏珊娜偶然看到的三根火柴对她而言是"要前行的三个方向的符号"。这三根火柴确实是根据一个几何图形摆放的，但她没有能力把一个抽象的图式与恰当的内容联系起来。这个内容显示出了一种独断的选择，对苏珊娜来说符号就是这样产生的。这一次，她对此漠不关心。到家时，她发现了一个有生命的身体：她抚摸了一只狗。这个没有被识别的、抽象的图式，确实在一段时间内将病人抛在了一个非真实的世界当中：她看到了一架飞机，而她的堂哥和阿兰在这架飞机上。但当这种"没有被识别"图式达到了顶点时，她又重新找到了一条通往有生命的身体的路径，当然，这涉及的不是人类的身体，而是一只狗的身体。但是，如果"从人到狗"的变迁代表了面对人际关系时的一种逃避，那么对一具有生命的动物身体的重新发现，也就构成了治疗工作中的一个契机。

　　由符号呈现出来的关于专断图式的另一个例子，将我们的注意力引向了几何图形。在第二十五次会谈过程中，苏珊娜经常疯狂地大笑。

　　苏珊娜："我在想亚当和夏娃是不是白人。有黑人、黄种人和红种人（沉默）。在X地的时候，我想到了一些非同寻常的事情：圆圈和直线。上帝并不存在；有一大堆事情，没有任何人是果断的。圣父、圣子和圣灵并不是同一个人。我发现了很多无法想象的事情。我们应该把所有这些都通知教皇。在发现了这些奥秘中非同寻常的事情之后，我只能把它们告诉教皇。"

　　我："一些什么样的奥秘？"

　　苏珊娜："只有爱是存在的。所有东西都跟几何图形相关。有一个圆和一些扭曲的线条，就像这样的……（她用手指描绘了轨迹）

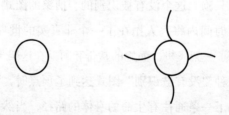

　　这个，是世界。人们会死去，死后升天；人们会离开下面这个世界。所有事情都包含在这些几何图形中。在去往X地之前，我对所有人说：'我去寻找我的生活了。'有三个分支，像一棵代表着上帝的树：

婚姻、修道院、独身。"

这一次，解离过程把我们带到了承认的边界。病人用圆圈和直线构建了一个宇宙。周围散发出曲线的圆圈代表世界。她用自己的手指描绘了这个代表世界的"图形"的轨迹，在这个抽象过程中表达了一个深层次的动力学："我在寻找我的生活。"[1]

我们可以看到她在何种程度上接近了对这些连接的实际承认。纯粹的图式应该与恰当的内容相一致。这一次，苏珊娜放弃了她的"游戏"，即持续不断地用一个精神病内容来取代另一个精神病内容。在她的关于"世界仅仅是一个图式"的概念中，她清空了尘世。"人们会死去，死后升天；人们会离开下面这个世界。所有事情都包含在这些几何图形中。"这些可以构建出具体边界的图形，表明了它们相互矛盾的功效：它们不仅具有表象代表的功能，同样也具有过渡功能，过渡到与世界的联系可能会带来另一种真正的生命，只是这个过渡仍在进行中。我们来到了一个真实世界的门槛。苏珊娜仍然不能接受她是一个有生命的人类。她谈到了那个"有三个方向可以选择的符号"。我们看到了一个正在打开的世界面对着另一个再次关闭的世界。

1　弗朗索瓦丝·多尔托在一次讨论中评论："在孩子的图画中，从接触生活的那一刻就开始寻找表达方式。"（法国精神分析协会，1955年2月）

54 　　我们来做一个总结：病人以她的身体，即具有体验的身体，所体验到的相遇以解离的形式呈现出来。这个身体通过可以代替整体的碎片而被感知。因此，身体的功能在整体上受到了多方面的影响，我把这个现象称为"多重－价值"（omni-valence）。在她把整个世界转化为精神病经验的过程中，我们看到了解离的身体的模式。我们可以区分出解离的几个阶段。第一个阶段，我谈到了在空间中部分与整体的并列关系。当涉及理解不同部分之间的关系时，这些联系变得更为复杂。由于病人无法在一个部分的表象和另一个部分的表象之间建立连接，这些部分之间的关系不仅无法得到发展，而且被冻结了。在解离过程中的这些更复杂的阶段，我把它们命名为"简单的符号"、"可动的符号"，以及"推动病人去行动的符号"。在这个封闭的世界中，符号不再与它指代的事物相关。在形式和内容之间不存在单义联系。我之后会指出，病人无法抵抗自己的强迫性建构力量，因为她无法把自己的身体认作是一个女性的身体。

3　进入有生命的身体与梦

　　现在，当我尝试谈论一位女性精神分裂症患者的梦时，我便冒险进入了一个长久以来一直被忽略的领

域。1938 年，梅达德·博斯（Medard Boss）[1] 发表了 55
150 名精神分裂症患者的 620 个梦。在这本重要著作
的导言中，他对已经发表的此类研究提出了批判，这
些研究是关于精神病人和源于器质性病变而产生的精
神病患者所体验到的梦。也有一些系统性研究是关于
羊癫疯患者的梦（Sante de Sanctis[2]，1901；Leonhard
Göttke[3]，1934），躁郁症患者的梦（H. Herrschmann
et Paul Schilder[4]，1920）和精神分裂症患者的梦（L.
Sussmann[5]，1936）。这些研究建立在经典精神病学之
上，并没有对精神病中梦的起源提供一些明确的参照
标准。

1　梅达德·博斯（Medard Boss），《在精神分裂症和器质性精
　　神病中的梦的精神病理学》（Psychopathologie des Traumes bei
　　schizophrenen und organischen Psychosen），Z. N. Psych.，1938，n° 162，
　　p. 459-492。

2　桑特·德·桑克蒂斯（Sante de Sanctis），《梦》，《医学心理学研究》
　　（Les Rêves. Recherche médico-psychologique），Halle，1901。

3　莱昂哈德·格特科（Leonhard Göttke），《关于癫痫病人的梦》（À
　　propos de la vie onirique chez les épileptiques），in Arch. F. Psych.，
　　n° 101，1934，p.137-163。

4　赫尔·希曼、保罗·希尔德（H. Herrschmann，Paul Schilder），
　　《忧郁症病人的梦，以及有关忧郁症精神病理的探讨》（Les Rêves
　　des mélancoliques, suivis de remarques sur la psychopathologies de
　　la mélancolie），in Zeitschrift für die gesammelte Neurologie und
　　Psychiatrie，n° 53，1920，p.130-160。

5　苏斯曼（L. Sussmann），《对于精神分裂症病人的梦的问题的一
　　些贡献》（Contribution à propos du problème des rêves du malade
　　schizophrène），in Nervenarzt，1936，p. 453-466。

梅达特·鲍斯第一个尝试在（不同的）梦和病人的个人史之间建立联系。因此，梦对他而言变成了一个预测和诊断的工具。康特[1]曾经试图建立一些关于精神分裂症患者的梦的专用参照标准，但是，他也并没有把梦融入治疗中。

值得关注的郎泰（R. Lanter）[2]的著作《精神疾病患者的梦的功能》也同样远离了严格意义上的治疗工作。

威廉·屈特迈尔[3]的工作，以及加埃塔诺·贝内代蒂[4]的书中出色的例子，是仅有的讨论梦在精神病案例中的治疗效果的系统研究。在对一个躁郁症患者的精神分析治疗过程中，作者记录了500个梦，这些梦帮助病人确认了他的精神病并去接受它。之后，屈特迈尔追随维克多·冯·魏茨泽克（Viktor von Weizsäcker）的人类学派，并最终开始反对弗洛伊德。

现在我试图去讲述一些梦，它们是我在治疗这位

1　康特（O. Kant），《精神分裂症病人的梦》（Dreams of schizop-hrenic patients），in *J. of Nerv. And Mental Dis*，n° 95，1942，p. 335-347。

2　朗泰（R. Lanter），《精神疾病患者的梦的功能》（La fonction onirique chez les malades mentaux），in *L'Évolution psychiatrique*，tome IV，1954，p. 687-720。

3　威廉·屈特迈尔（W. Kütemeyer），《身体经验和精神病，来自医学的启示》（Vécu du corps *et psychose*. Contributions venant de la *médecine générale*），Stuttgart，1953，p. 9。

4　加埃塔诺·贝内代蒂（Gaetano Benedetti），《精神分裂症患者的世界和治疗的可能性》（Le monde des schizophrènes et son accessibilité thérapeutique），载 *Schweiz. Med. Wsch*，n° 84，1954，p.1029-1043。

青春期分裂症患者的过程中收集到的，并试图去描述它们对于治疗的效用。首先我简要地说明病人在哪个时刻做了梦，然后我会描述这些梦的内容。我选取治疗头两个月这个阶段来进行此项研究，将它们与在这个时期出现的一些其他反应做比较。

在第十一次会谈中，苏珊娜向我讲述了最早的三个梦；之后分别有两个梦（第十三次会谈）；一个梦（第十五次会谈）；一个梦（第十九次会谈）；两个梦（第二十一次会谈）；一个梦（第二十三次会谈）；一个"忘记的"梦（第二十四次会谈）；一个梦（第二十七次会谈）；一个噩梦和另一个梦（第二十八次会谈）；一个梦（第二十九次会谈）；一个噩梦（第三十四次会谈）；一个梦（第三十七次会谈）；一个梦（第四十次会谈）；一个在假期期间通过写信告诉我的梦。

这十七个梦和两个噩梦可以分为两组：第一组展现了欲望的觉醒，而且，在人际关系消失时注定要毁灭的想象世界由此得以发展；第二组包括四个梦和两个噩梦，这些梦呈现了一个再次分裂瓦解的世界。那些为人际关系做准备的梦，我把它们称为结构性的梦，它们在苏珊娜的亢奋阶段之后出现。在治疗头几个月，当亢奋期将她导向一个新的解离阶段时，苏珊娜从来都没有提到过梦。第二组梦并没有呈现出组织性结构，我把它们称为解离的梦，它们宣告了一个新的亢奋期，

57

因为精神的地基已经在一个脆弱的地方遭到了破坏。

在察觉到梦的频率与病人的亢奋阶段之间的联系后，我尝试对这些梦进行分析。在一个梦中，病人第一次成功地体验到了并非碎片化而是完整的身体。这个完整性通过人称代词"我"进入到语言中。我们将会看到欲望的最初冲动如何从一个仍然脆弱但不再是解离的身体形象中诞生。无疑，这为人际关系创造了基础，因为即便是一具脆弱的身体，一旦它被感知为整体时，仍然能够发展出欲望。她的想象世界真正展开了最初的萌芽，开始发展并取代了充满幻觉对象的虚幻的世界。

在第十一次会谈中，苏珊娜向我报告了三个梦。她为它们排序并描述如下：

"第一个梦：我在法语老师面前复述一篇课文。'我可以让你回来，但条件是你需要治好你的肠子。'

第二个梦：我和一个年轻人在非洲，我们在跳舞。

第三个梦：我在海边。那儿有一座老教堂和一辆自行车。"

面对我的沉默，苏珊娜回到了她的第一个梦，并且说所有人都认为她爱上了她的法语老师。他有可能告诉了她的班主任："苏珊娜在咬自己的嘴唇，以便它的颜色看起来更红润。"在又一次沉默后，我了解到以下事情。

苏珊娜："对我来说，梦是一些符号。我想到了瘦的奶牛和肥的奶牛，在我的梦中，我结婚了。有一些法国人，我们围着圈跳舞。那是在非洲，但是在一个我了解的国家。"

然后，我获知苏珊娜想到了那个时候还在非洲的阿兰。阿兰以父亲的形象出现，而她没有意识到这一点。

苏珊娜："他在抽烟斗。他在读报纸。[1]他把我拥入怀中，眼神深邃，在思考其他事情。他只是（沉默）亲吻了我的脸颊。当姑妈带来放在篮子中的两只小鸡时，我想到，我很快就要结婚了（沉默）。三年前，我受到了一个很大的刺激。我们学校的教导主任组织了一次茶会，那次我们谈到了性生活。她已经结婚了。她告诉我们，永远不应该拒绝我们的伴侣。之后，我就整天想着这件事。我做了很多噩梦。我和一个已经来了月经的朋友，在字典中查找'妓院'这个词。我们完全被这件事所占据。"

在一个梦之后，苏珊娜第一次成功地深入触及自己的过往。但她的结构如此脆弱，以至于对不同元素之间的关联进行如此深入的探索，已经远远超出了她的能力，她的精神基底有塌陷的危险。我在前面详述过会谈中的一部分对话，这次会谈是在苏珊娜处于极

1　在治疗的过程中，苏珊娜的父亲常常被描述为"正在读报纸，没有注意到她"。

度亢奋发作期之后的一天上午所做的。

59　　　从理论和实践的角度来看，这要比苏珊娜在梦中第一次体验到一个正常人类存在的身体更重要。如果能够治好她的肠子的话，她就可以重新回到学校了。她在跳舞。有人亲吻了她的脸颊。她用来描述这个吻的词"只是"，无疑不仅表达了这个行为是非常自然的，同样表达了也许她要的是比在脸颊上的一个吻更多的东西。这也许是紧跟在"只是"这个词之后的沉默所暗示的。然而，这确实是一个关于婚姻的问题，尽管只是根据符号世界中的措辞来表达的：通过篮子中的两只小鸡的形象。在一阵新的沉默之后，苏珊娜提到了性生活，以及学校教导主任的"性启蒙课"给她带来的冲击。她还无法具有在真实生活中承认性欲的可能性。这次会谈之后，她躲避在非真实的、解离的世界当中，参见我在上文（第43页和随后的文本）更加细致的描述，这个世界对她而言代表了一种保护。

在第二十一次会谈中，苏珊娜的一个梦向我展示了她是如何接近自己作为女性的存在的。

"我在海边。我的表兄将我拥入怀中，并强迫我坐下来。我摔倒在了海堤上。我的脊柱有三到四处骨折（沉默）。我害怕和一个年轻男子一起散步。人们会认为那个就是'他'。"

这是她第一次谈到面对年轻男人时的恐惧。这里并非导向了一种空无的恐惧，而是在面对某个人时感到的恐惧。这个梦描述了苏珊娜——她还无法居住在自己的身体中——可以与年轻男子相识的方式。所有这一切都在这样的世界中展开：各个部分丧失了［它们之间的］相互关联。在她的梦里，她看到她的表兄 60 将她拥入怀中，并强迫她坐下来。然后没发生什么其他事情。但是，她毫无缘由地摔倒了，并且脊椎骨有三到四处骨折。因而，与年轻男子的相识会导致她的身体破碎。在她身体的"变形"之后，她就能够认识到自己对男人的关注，就像"面对年轻人时的恐惧"。所以，正是通过话语，她重新获得了作为人的统一性，这也许会让这个封闭的世界（一个不被居住的空间）变得可居住，从而得以打开。

　　苏珊娜在一封信中[1]，向我讲述了一个梦，在这个梦里，她第一次处在一个"三元情境"当中。我会在第三章详细解释这一点，即精神病会摧毁"三元情境"的可能性。精神病人丧失了在所有三元关系中都必须的选择的可能。在结构化的工作中，我试图让这种选择的情景"浮现"出来。令人惊讶的是，苏珊娜在假期期间找到了一个未被摧毁的精神地基的"岛屿"，它

1　在两个月的治疗过后，我给苏珊娜放了两个月的假。她的假期是在居住在海边的亲戚家中度过的，我在假期的第一个月末收到了她的信。

向我们展示了一个俄狄浦斯式的情境。这些关系对于我们的研究而言是非常重要的。但不幸的是，对于这些病人来说，当他们再次进入一个混乱的状态时，对于这一"知"的涉及，并不会产生什么样的结果。现在我们来看这个梦。病人是这样向我描述的[1]："我尽量保持好我的健康；这让我在夜里又开始做梦了。现在我向你讲述我的一个梦。你建议我去咨询A医生。我不知道为什么，但是他的咨询室设在我们学校里。他向我提了好几个问题，我记不清是些什么问题了。在房间的一角，有一个带金色挂钩的衣帽架，就像我们在理发店看到的那样。突然，我看到衣帽架上的金色挂钩动了起来，运动从一个挂钩传递到另一个挂钩。我跟医生说你的治疗很有效，但是似乎总会发生一些小插曲。我告诉了他我所看到的。然后，大概有几分钟我失明了，我跟他说了这一点。之后他把我拥入怀中，并且对我说：'我可怜的孩子。'接下来，他用胳膊环绕着我的腰，靠在我的脊柱骨上。他的秘书就在那儿，站在我们身后的一个桌子前，她用一种斥责的口吻警告我说：'小姐！'现在，我什么也没有做；之后，我突然转向一边。"[2]

有趣的是，苏珊娜为与人类相识所做的准备，是

1　我忠实地引用病人的来信，不做任何修改，甚至标点符号也未做改动。

2　在此我只引用了信的第一部分。

在梦中通过"与物的相遇"来实现的：代表着衣帽架上的金色挂钩动了起来，运动从一个挂钩传递到另一个挂钩。苏珊娜发现这个在"物当中的生命"并不代表真实世界。面对着梦中的主治医生，她提到了这个"插曲"。但只是在短暂的失明之后，她才能够进入与人类的关系中。没有什么能够更好地表征在"不动的物的世界"和"身体的鲜活世界"之间的断裂了。一旦度过了"黑夜"——这个分隔开两个世界的晦暗地带，苏珊娜就感觉到这个医生是如何在他的秘书面前将她拥入怀中的。一个男人和两个女人！但是被选中的那一个，是苏珊娜。我在治疗开始的十个月后，才再次收到这类的梦。

现在我们来看一下另一组梦[1]中的两个例子。

"我看到了一个高大的家伙，他很强壮。他先是坐着（沉默）。又睡在了一把长椅上。几个童子军（站）在他的帽子周围。我（沉默）。他醒了，我把他推向大门。我回来了，我希望他没有看到我。他突然抓住了我的手，另一个年轻男人[2]走了过来，并且说：'放开这个年轻女孩儿。'我醒了，全身被汗浸透。"

过了一会儿，苏珊娜接着说："我的想象更少了。今天早上我去了市场。突然，我看到地上有一枚十法

1　见第 54 页。

2　这是苏珊娜第一次使用年轻男人这个词，此前她都说男孩儿。

郎的硬币。我没有捡。我觉得这是有人设的陷阱，那些人想要看我的反应。那些人不太关心我。"

我们尝试在对日常生活的评论和梦的世界之间建立关联。苏珊娜感觉到自己被跟踪了。重要的是，她是在对一个"家伙"表现出攻击性之后提到了跟踪。在梦里，她攻击了一个男人，就好像她自己是一个男人一样。好几个月之后，我才在另一个梦中发现了指向一个女人的攻击性。不要忘记，从第二次会谈开始，苏珊娜就提到了她害怕自己会打她的母亲。

在第三十四次会谈过程中，她向我讲述了一个噩梦，这个噩梦与解离的身体的语言相关："在共产主义与教会之间有一场斗争，我夹在两者之间（沉默）。我想到了《唐·卡米罗归来》（*le Retour de Don Camillo*）（沉默）。我想要在一个真实的世界中生活，对我而言最艰难的是跟我的姑父和姑妈一起吃饭。那些声音不停地说'闭嘴吧。'共产主义和天主教争论不休。我单独跟姑父相处的时候，一切都很好。他可以感觉到我所想的事情，但是姑妈对我说：'你怎么了？你有黑眼圈。'我的在场让她生气了。"

这个噩梦再一次显示出在"彼此依存的存在"（法：l'être-l'un-avec-l'autre；德：*Miteinander-Sein*）中没有得到控制的困难如何将病人再次投入她的解离的世界中。各个部分之间的斗争取代了人际间的相遇。

她世界中的不同部分通过无政府主义和天主教相互斗争。她感觉自己就像是姑父姑妈家中的囚犯。这次单独跟姑父相处，她感觉到了安全。但是——也许是由于这个原因——她的姑妈提到了她的黑眼圈。苏珊娜能够承受自己身体的一部分受到姑妈的指责。她不再躲避在共产主义和天主教的非真实世界中了：她在谈论她的身体。

我们来做个总结。在她最初的表述中，苏珊娜将她的梦称为"符号"。但是，这并不是一个她被囚禁其中的主体性含义。在梦中，这个符号指代的是一个被指称事物的身体。这具身体在她的某些梦中被感知为一个统一体，因此，它可以变成一个对病人而言可居住的场所。在这些时刻，苏珊娜放弃了由幻觉客体构成的世界，而且遇见了指引她去面对大写的"你"（Tu）的现实。这些欲望的最初萌芽非常重要，在治疗的第一阶段，我们可以提出这个假设：一段个人体验的开放过程，某一天总会通过一个梦而被宣告出来。

第3章

关于飞碟的幻想

1 描述飞碟中的精神病特征

经过两个月的治疗之后，我和苏珊娜协商给她放假两个月，她在这个假期过得还不错。在一封短信当中[1]，苏珊娜跟我说："我感到非常自在，而且我的健康状况已经到达了最佳状态。没有服用氯丙嗪[2]。这里有19岁、16岁和15岁的男孩，以及两个16岁的表兄。他们都对我非常友好，非常热情。我跟那些没有留下深刻印象的男孩也相处得很好。"

在假期结束后的第一次会谈中，我了解到，此前从未到过海边的苏珊娜，用了三天的时间就学会了游泳。她的皮肤晒成了古铜色，眼睛明亮。但她的所有

---

1 这是假期中我收到的第二封信，第一封信见第60—61页。
2 见第42页，注释2。

动作都带着男孩子气；这个转变在我看来非常重要。苏珊娜的体态发生了变化，她在假期过后的第五次会谈中，首次谈到了飞碟。我会呈现第四十八次会谈中的一部分对话，以展示苏珊娜是如何在话语中引入飞碟这个话题的。鉴于病人不再处于亢奋状态，我在假期后的第二次会谈，也就是第四十四次会谈中，向她提议躺在躺椅上接受治疗。我试图以一种更接近于经典分析的方式工作。我在场的视觉形象的消失有可能会深化移情。经验告诉我，躺椅对于这类病人是没有危险的。唯一的危险是使用非"结构化的"技术。

"晚饭后，我们看了1900年左右的照片。祖父母穿着过膝的泳衣（沉默）。我的一个朋友连续三次没有通过高考（沉默）。妈妈没有给我回信（沉默）。昨晚，报纸上提到了一个火星人拥抱了比利牛斯山这的某个人。一个农民看见了飞碟，以及两个穿着金属护甲的没有手臂的人。这个农民被一束绿色的光线弄瘫痪了，什么也做不了。另外一个人在铁轨上（沉默）。在战争期间，我们很高兴地在粮本上发现了家庭成员的年纪。我单身的姑妈，看起来要比她的实际年纪大很多。在沙特尔圣母院，耶稣基督的生活以木雕的方式刻在教堂的祭坛上（沉默）。我去了市场。花钱。我害怕看到今天花了多少钱。"

苏珊娜从躺椅上起身，她之前从来没有这样做过，她擤了擤鼻涕。再次躺了下去。

"在X地有一幅画：一个小女孩拿着篮子，还有一只狗。一个十字架出现在云层后边，这对我来说是一个符号。我想到了阿兰在喝酒。这个小女孩是我。我就应该去捡瓶子。这个十字架被象征着小路的圆环围绕。这幅画被损坏了，这让我想到了阿兰在喝酒。"

我试图整合在这次谈话中提到飞碟的现象。苏珊娜提到了报纸上的一篇文章。尽管我不太可能去证实这个描述，但苏珊娜提到的"相遇"的方式是非常典型的。在有关飞碟的事件中所呈现出来的与世界的关系，联系着被称为"爱—迫害"的内在法律。一个火星人到来并拥抱了某个人。这个农民被一束绿光弄瘫痪了，什么也做不了了。

重要的是，要注意到"爱—迫害"的关联在会谈一开始就已经呈现出来了：对于祖父母的爱，苏珊娜是通过视觉上的新奇才体验到的；有关几次高考失败的记忆；母亲的拒绝，她没有给苏珊娜回信。然后，苏珊娜中断了讲述，从躺椅上起身擤鼻涕。之后，她谈到了阿兰。但是，她无法自由地奔向她的向往（*Wünschen**）；相反，她的所有欲望都被封闭在一个"符号"当中。病人认同自己是X地那所房子里油画上的那个小女孩。"一个十字架出现在云层后边，这对我来说是一个符号。我想到了阿兰在喝酒。"这个符号把苏珊娜推向了一个行动——"我就应该去捡瓶子。"引入这个行动的动力图像是什么呢？

尽管围绕着飞碟的客体模糊不清，我们还是能够看到它们"对立的"特征，它们既带来了爱，也带来了迫害。苏珊娜在这次会谈中谈论的所有人物都经历了失败，难道这只是一个巧合吗？（在所有这些人物当中）最受挫的是苏珊娜自己，她的所有欲望都被封闭在一个符号中。在第五十六次的会谈中，苏珊娜第二次提到了飞碟，她提到了杂志上的一篇文章，我可以找到这本杂志。

"两个人被邀请去了火星。在芝加哥，有人看到一个在酒精中的火星人要被焚烧。很快，他说话了。有两个军人报告了他们遇见了火星人。"

病人想到了要被焚烧的、在酒精中保存的火星人"很快讲话了"。苏珊娜在幻觉中所听到的声音，引导我根据它们的词语图式去理解它们的意义，我希望这个有关飞碟的声音有一天也会揭示它自身的含义。

现在我们看一下苏珊娜在这次会谈中所提供的附加材料。在叙述了酒精中保存的、要被焚烧的火星人之后，苏珊娜谈到了一个精神病患者。我经常提到，病人话语中提到精神病患者揭示了精神基底的一个裂缝，这允许我们进入到更深的层级中[1]。在提到这个精神病患者后，苏珊娜说她感觉到自己被教导主任跟踪了。我在上文中（p.58-59）曾指出，这种被迫害的感觉是在教导主任的一堂性启蒙课之后开始发展起来的。随后，苏珊娜讲了两个梦："我梦到了以前家里的一个女佣，她在厨房问我是否度过了美好的假期。她似乎想向我隐瞒某件事。有可能她结婚了。她一旦结婚，就想给我写信。因为她还没有结婚，所以她还没给我写信。我想起来有一封她写给我的信。在这段时间，当妈妈梦到某个人的时候，她就会收到这个人的来信"（沉默）。

"昨天晚上我梦到了我住在X地的姑妈家里。那里有一具尸体，是一个我根本不认识的姑妈。嫂子是坐飞机来的。数学老师是和班里的两个同学一起来的。那里有一个长柄暖炉（bassinoire）。昨天晚上，谈到了长柄暖炉/僧侣（moine）[2]的问题。那是一个用来暖床的工具。妈妈说：'去查查词典[3]里说了什么。'我问自

69

---

1 我在神经症当中观察到了一个类似的现象。当分析触及非常深的层级时，病人经常会说："我感觉我变得疯狂了。"这个德文词"verrückt"非常准确地表达了病人的位置和过往固着的"位置"之间的张力，在分析期间，病人被"重置于"过往固着的"位置"之上，而他必须"移位"，以便能够去生活。

2 在原文当中是法语。Moine（僧侣）是bassinoire（长柄暖炉）的古用语。

3 关于不再经常使用的"僧侣"这个词。

己如何能够坐在它上面（沉默）。我在词典中看到了好多东西：路易十四、法国国王、庇护十二世（罗马教皇）时期。我没有找到它。"

如果说第一个梦是围绕着婚姻的话，那么第二个梦则非常不连贯，其中涉及一具尸体，触及了一个意义重大的场景：病人坐在一个长柄暖炉上。"长柄暖炉"这个词已经不常用了，它指一个不再常用的工具，而它的发音恰恰与"僧侣"（宗教）相同。苏珊娜和她的母亲在这个场景中应该发现了这个多义词，因为病人在询问她自己如何能够"坐在上面"。这个场景与词典之间的联想[1]是非常有意思的。苏珊娜的母亲让她去查词典！这个场景结束于与两个女性精神病人有关的叙述。

在第六十五次会谈中，我了解到第一个有关飞碟的梦。在此之前，飞碟这个客体都是很模糊的，而且是不相关的。它只是与迫害的不同叙述有关的一个"环节"。苏珊娜从来都没有告诉过我关于这个主题的联想。[2]飞碟这个客体如同精神地基上的一个"洞"，这个"洞"吞没了所有想象发展的可能性。这个梦在这

70

---

1 当精神基底相对坚实的时候，病人是能够去做一些联想的。

2 飞碟是一个关于精神病人如何摧毁联想经验可能性的令人印象深刻的例子。但在我的这个病人这里，精神病也同样保存了一些图式，通过这些图式，精神病世界的体验可以被表达出来。对于我的结构化工作，理解和肯定地确认有关飞碟的图式具有绝对的重要意义。见下文第3章，第2节。

个背景中呈现出来，非常重要。在这个梦中，苏珊娜觉察到她想"从内部""看看"那些飞碟。

请听病人自己的叙述："我做梦了。我在 X 地的乡下。那儿有飞碟。来了两个家伙。他们长着狐狸脑袋。我想从内部看看那些飞碟。我觉得我姑父想要杀掉我。[1]我想到了表姐的女儿，她准备好了所有嫁妆，却没有人想娶她（沉默）。我想到了位于 X 地家中的噪声。我很想在那儿骑自行车。如果我在巴黎有自行车的话就太好了（长时间的沉默）。我想到了一部电影：《火星人向地球开战》，有很多机器人掳走了地球上的女人和小孩，非常粗暴（沉默）。"

在承认了她想从内部看飞碟的想法之后，苏珊娜说她的姑父想要杀掉她。接着是关于粗暴的主题在叙述的结尾再次呈现；并不是以人类存在的图式出现，而是以掳走女人和小孩的机器人的图式出现。苏珊娜向我们展示出物当中的粗暴，因为机器人是从飞碟的内部出来的，而苏珊娜想要看到飞碟的内部！

在第六十六次会谈中，苏珊娜第四次谈到了飞碟的话题。这次这个话题是在会谈的结尾时出现的。我们看到了一个载有一条信息的飞碟。我能期望破译这条信息吗？这次会谈以一种结构良好的方式展开。苏

---

1 在我没有在此提及的前几次会谈中，苏珊娜经常说姑父在迫害她。

珊娜感到教导主任和母亲加害于她。当病人谈到一个男人离开他的母亲去寻找他年轻时的爱人时，阿兰的形象出现了。我在此记录病人的叙述，因为在我看来 71 这很重要："一个朋友借给我一本书，书中谈到了一个男人因为孩子的缘故要跟一个女人结婚。他破产了，并且抛弃了那个女人。他回到了诺曼底，遇到了曾经认识的年轻女孩。他感到这个女孩一直都爱着他。怅然若失的气息。情绪很低落。我更喜欢读一些宗教书籍。我想到了那个北方的国家，在这个灰色的时节，在这个昏暗的时节。"

我提醒苏珊娜，阿兰是诺曼底人。

苏珊娜："啊，我之前没有想到这一点（沉默）。最近几天，我在《费加罗报》上读到了有人在花园里发现了一个飞碟，这个飞碟携带着一条信息。信息是用越南语编写的（沉默）。我撕碎了我的法语作文。之后，我有些后悔。总是重复同样的事情。"连接阿兰和飞碟的联想在我看来非常重要。苏珊娜感到的对阿兰的爱的力量被移置了，而且回到了人们在飞碟内部发现的一条信息当中。是否有可能在飞碟的隐晦不明中看得更清楚呢？

我们现在来总结一下，对于结构化工作而言有以下几个重要因素：一方面，我们了解到飞碟是个物件，它以一种粗暴的方式实现了爱。但是，苏珊娜想要了解的是这个粗暴的物件的内部；另一方面，我们在这些飞碟之间建立起了关系，并且梳理出一条连接线，它从物件到对人类爱的关系的欲望上。

2 飞碟作为原初动力的模型

苏珊娜在第四十八次、五十六次、六十五次和六十六次会谈中分别谈到了飞碟，在第六十七次会谈 72 中，我对这个现象有了更深刻的理解。

苏珊娜非常焦虑，哭着躺在了躺椅上。

苏珊娜："我被飞碟跟踪了。我做了梦。我应该是来了这里。飞碟喷着火。我从这儿离开了，没有穿裙子。分析师（女性）给了我一个手提袋，里面装着飞碟。它们的形状像梨子一样，像是灯具商店里的门铃开关。梨子变成了洋蓟。我拿了几个。到家时，它们都飞到了天上（沉默）。我总是会梦见飞碟。我看到了摇曳的光。"

这是苏珊娜第一次感到自己受到飞碟的迫害，飞碟跟她的身体发生了紧密的联系。她用分析师给她的袋子运送飞碟！这是一个要进行干预的时刻。考虑到即使苏珊娜处在亢奋阶段，她还是能够认出动力图像和图式的，我便尝试着对飞碟这个图式进行分析，以便前往更深的层级。在苏珊娜结束了上文引用的叙述时，我让她向我确切描述一下她看见的东西。

苏珊娜:"一个长圆形的、黄棕色的飞行雪茄。妈妈有一把黄棕色的茶壶。雪茄形成了一个圈:两端连接在一起。两端,都有一个把手:一个在上面,另一个在下面。它们是相接的。"

我没有把最终的图像作为分析的基础,即两边把手相连接的雪茄,我从这个形象所产生的动力学出发。苏珊娜非常详细地描述了这一过程:长圆的形状,构成了一个圈,而且它生成了两个半圆。因此,起点是长圆形。我画了一张图,根据苏珊娜的意见做了修改。[1] 73她修改这幅画的方式非常有趣。苏珊娜告诉我,雪茄要比两端的把手长很多。这个评论触及了这一动力图式的关键点,我必须承认,任何试图理解其"逻辑"的尝试都是毫无结果的:创造了两个半圆的长图形,并

---

1 我的草图。

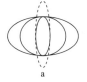 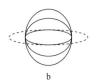

a   b

根据病人的说明所做的修改。

我在会谈的过程中向病人展示了草图a,而我根据她的说明做了修改,它展现了"两端都有一个把手"。草图b展现了不同方向上的把手,"一个在上面,一个在下面"。如果病人在她的评论中提到了这个动力图式的两个面向,这并不是偶然出现的。根据经验,我们知道这种图式包含了一个强迫式的动力,这是后来会涉及的问题,它们不再系一个协调系统当中的固定位置。由于病人令人不安的状态,我觉得可以由我来完成这个草图,以便和病人所体验到的东西进行对照,让她感受到,她所说的话得到理解。

没有消失。而这两个半圆变成了长图形的一部分。

飞碟的"动力诞生"能够为治疗带来什么帮助呢？鉴于最终的图像是由两个元素组成的，一个长的形状和一个圆的形状，我们可以通过干预来分离这些元素。而病人似乎可以做到这一点，因为她向我展示了这个动力图式的诞生。我们来听听这次会谈的内容。

我："这个雪茄的图形[1]让你想到了什么？"

74

苏珊娜："我的[2]那支金笔。我曾经有一支。我想到了那个装着鸭子的著名的篮子。它有两个盖子，就像那两个把手。"

我："长的图形呢？"

苏珊娜："鸭子。"

我："你还记得这个装着鸭子的著名的篮子对你的意义吗？"

苏珊娜："我的姑妈替我照看着阿兰。"

我："因此在苏珊娜的语言中，我们可以建立如下等式：长的形状=雪茄=鸭子=阿兰。"

苏珊娜非常开心。

我："在你的图式当中，同样也有半圆。"

苏珊娜："这让我想到了月牙圣母，我在生病期间，看到了万丈光芒。对我来说，这意味着结婚戒指。"

---

1 我所提出的这个问题，是为了引发对于图式的联想。

2 原文如此。

我："因此我们可以建立第二个等式：圆的形状＝半圆＝篮子的盖＝月牙圣母＝结婚戒指。"

苏珊娜很满意，她笑了。"是的，就是这样。来的时候，我没有走通常会走的那条路。我经过了塞纳－瓦兹街[1]（沉默）。我想到了一个声音，它让我想起了阿兰。"

我试图分离这些图形元素的干预起作用了。考虑到每当苏珊娜谈到飞碟时都会进入焦虑状态，我设想这个图式有可能引领我们进入更深的精神层级。我刚才所做的分析，帮助我建立起了飞碟与其他图形之间的联系，那些图形是我在苏珊娜以前的精神病反应中所碰到的。我们把她修改过的图式看作一个整体！难道它不是表征着一个"十字架的形状"吗？而我们已经十分了解苏珊娜所提到的这个形状了。我提醒大家，"钟楼上升起的十字架"，"形成了十字架形状的云"，以及"被圆环绕的十字架"，它对于苏珊娜而言，代表着阿兰喝醉了而"她必须去捡瓶子"的信号。因此，苏珊娜让我发现了它与十字架的天然相近性。

但是，如何区分飞碟的十字架动力图式，以及先前观察到的与这个图式相关的精神病反应呢？

这一次并不是整个十字架图形推动苏珊娜去行动；不，她是被一个十字架形状的东西所迫害，而这

1　原文如此，这条街并不存在，但在巴黎有一条"塞纳街"，离潘科夫当时（即1950年代）在巴黎的居所并不远（法文译者）。

个十字架的形状是在她眼前逐渐形成的。一个长的形状，一支飞翔的雪茄，接着一个圆被描绘出来，之后产生了两个把手。尽管产生了这个圆形的运动，但雪茄本身并没有消失。这意味着什么呢？男性的图式和女性的图式形成了一个整体，而由于它不同部分之间的紧密联系，我把它称为"双性的身体（corps）"。这个身体是动力化的：通过一个转动，长的形状产生了两个半圆形，但它本身并没有消失。因此我们可以说，这个长的形状的运动，通过圆的形状，实际上形成了一个身体。而最初的这个统一体（长的形状）也因此在两重性中发生了变化，两重性是指长的形状和由它所产生的圆的形状。这个运动似乎并没有开端，也没有结尾，也没有将两个部分分离的可能性，而分离的可能性会导致一个判定的产生，进而导致对男性图式或者女性图式的选择。但是，无法做出选择——尤其是对于性别的选择，会让我们进入时间性的存在当中——这是原初的矛盾状态的特征。[1]所以，我提议把

1　从这些治疗经验和其他类似的治疗经验出发，我得出结论，在强迫症和双性身体形象的问题之间，有一个本质上相同的关系。基于这个关系的存在，我提出了强迫症的"空间概念"，相对于这一"空间概念"，强迫症的"时间概念"可以视为"封闭的"概念。同样，对于（这类现象）本质的分析是必须的，并且将其与"图像存在的永恒超越时间的图式"联系起来，马丁·海德格尔强调了这一点。见马丁·海德格尔（Martin Heidegger），《存在与时间》（Sein und Zeit），Tübingen，1952。

这个飞碟看作是一个动力的原初模型。

　　这样的模型以动力化的方式联系着身体形象的矛盾双重性，它构成了结构化工作的中流砥柱。首先，我想对这些形象的动力重要性做几点评论；之后，我会谈到矛盾双重性的意义。如果动力在飞碟的图形中消失了，也就是说，如果只剩下没有内容的图式的话，我们就会面对没有生命的图像，这在某些图式的精神分裂症那里是非常典型的，我的病人瓦雷娜[1]（Valérine）对此提供了一个令人印象深刻的例证。苏珊娜的幸运[2]在于，这些图像保留了它们的动力。无论如何，如果这个动力变得非常强大，以至于找不到任何一个图式的话，这个青春期精神分裂症患者的世界便消融了。就这一点来看，苏珊娜经常谈论的这些"符号"，以它们刻板的特征构成了一个保护，阻止了青春期精神分裂症患者的世界进一步瓦解。

　　现在我们看一下身体形象的矛盾双重性的表象问题，身体形象本应在这样的动力图像当中呈现出来，以便产生结构化的效果。打开精神分裂症患者的世界的可能性，取决于他能否创造出与他的身体和形象之间的关系。所有的矛盾双重性都伴随着选择的可能性，而选

77

1　见第二部分。

2　我认为这里涉及苏珊娜的体质当中的精神的部分。见恩斯特·克雷奇默（Ernst Kretschmer），《体质与性格》（*Körperbau und Charakter*），op. cit.。

择开启了原初强迫症的模式。这是在两个层面（符号层面和想象层面）上构成的。在有关飞碟的会谈当中，我展现了承认（reconnaissance）是如何在符号层面上进行的。而这个经由话语[1]来完成的承认的行动，是从身体图式出发的，身体存在于与它相关的内容中。但是，这个内容并不在场。然而，这就是符号的本质——"不在场[2]的在场。"对于结构化工作来说，重要的是要被承认的图式是关于身体（Körper*）的。这个原初的动力模型产生了承认的行动，我把它称为"幻想"（phantasme）。[3]

---

1 关于词语的意义，见拉康《精神分析中话语的功能和领域》，载 La psychanalyse I, Paris, PUF, 1956；《转移与话语》，国际心理治疗大会，Zürich, 24 juillet 1954；弗朗索瓦·佩里耶（François Perrier），《在精神分裂症的心理治疗当中转移的意义》，国际心理治疗大会，《心理治疗学报》（Acta Psychotherapeutica），Suppl. 266-272, Basel-NewYork, 1955。

2 原文是法语。见雅克·拉康，圣安娜医院的精神分析研讨班，1954—1955。

3 我选择这一术语是要在动力图像和通常的"奇思妙想"（fantaisies）之间建立起明确的区分。有可能可以通过幻想（phantasme）去探索想象的世界；但是，想象的世界与由幻想所代表的"动力领域"并不相同。有关想象问题的最新研究文献，见：孔兹（Hanz Kunz），《幻想的人类学意义》（Die anthropologische Bedeutung der Phantasie），Basel, 1946，以及罗伯特·德苏瓦耶（R. Desoile）关于白日梦的研究，以及加斯东·巴什拉（Gaston Bachelard）关于某些元素（水、土、火、气）的研究；尤其是米歇尔·福柯为路德维希·宾斯万格（Ludwig Binswanger）的《梦与存在》（Le Rêve et l'existence, Paris, Desclée De Brouwer, 1954）一书法文译本所写的引论。为了形成一个结构化的幻想，弗朗索瓦丝·多尔托在她的工作技术当中，使用了胶泥和绘画。为了发展时间性的经验，她尝试通过他们在会谈中的活动来识别孩子以及精神病患者，以便让他们在联想模式中体验他们幻想的未来。

幻想联系着一个矛盾双重性的身体形象，它不仅 78
能够打开符号世界，同时也可以打开想象世界。只要
矛盾双重性身体形象的不同部分，尤其是双性恋，联
系在一起，那么表征化的行动就开启了。于是，想象
的世界便在对他者欲望的丰富性中被打开了。这样，
一段历史就有可能展开。在精神病以及严重的强迫性
神经症那里，很难找到通往想象世界的入口。通常，
我们只能抵达符号世界，而通过治疗，一个原初的动
力模型会被触及并被分解为不同的元素。但是，分开
的这一步也暗含着进入了想象世界，鉴于不同部分之
间一种可能的关系，这便意味着表征化的行动。在实
践中，单独考虑幻想通常都是有用的，它们直接通往
符号世界，却没有指出进入想象世界[1]的入口。在此，
研究仍然会取得一些进展，以便教授结构化技术。

3 在身体中接受"女性－存在"及女性化图式

在幻想允许承认男性或女性的图式之后，接下来
的会谈便展现了飞碟的图式是如何在苏珊娜的梦中发
生变化的。在第六十九次会谈中，苏珊娜向我报告了 79

---

1 在我的法文文本中，我非常强调"垂直的结构化"，用以指代在它
的图式中与空间的这些关系。通往想象世界的幻想由此有了时间
性的登录，我称之为"横向的结构化"。

如下的事情："我梦见我醒来了。我看到了飞碟。它们的形状是半球形，我最近在发现宫科学博物馆（Palais de la Découverte）看见过这个形状。绿色的光束（沉默）。我的姑妈去世了。我感觉自己在这个世界上孤身一人。妈妈去了X地参加一个节庆活动。妈妈没有见过阿兰。我不知道她见到阿兰的时候会怎么想（沉默）。爸爸和妈妈以前订婚的时候，他们在P公园散步。他们一句话也没有说。是姑父引导着谈话，我现在住在这个姑父家。爸爸和妈妈是冷漠的。"

苏珊娜在梦中看到了飞碟，它是由半球形代表的女性图式，这非常重要。由此，双性化的身体变成了单一性别的身体。苏珊娜做了一个选择。我通过对双性身体的干预而引入的这个分离，导致病人选择了由半球所代表的女性图式。在我看来，这一步极其重要。再一次，是梦预见了有意识的选择阶段。而这对于一个有利的预兆而言，是决定性的。

一个选择只有通过排除的方式才能构成某种未来的可能性，即一种可以将其历史登录在时间中的生活的可能性。因此，如果在这个以飞碟代表半球女性图式的梦之后，苏珊娜谈论了她的父母，这似乎不是偶然。与此同时，谈论所涉及的仅仅是登录在时间中的一个存在的"小岛"，而这不应该让我们忘记疾病的严重性。飞碟的女性图式以及对订婚父母的提示并不足以让病人免于精神疾病。病人应该承认且把自己的身体感觉为女性的身体，并且将其整合进自己的历史中。

在第七十次会谈中，苏珊娜第一次向我讲述了有关她自己的身体的记忆。

"我小时候，剪指甲时剪到了手指。它[1]没有再长出来（沉默）。我的姑妈马上要有小宝宝了。如果我有一个小宝宝的话，我会知道我要做些什么。我会让妈妈给我一些毛线，用来给宝宝织罩衣。我会想到所有我要做的事情。"

在表征了她仅有的童年记忆的空白处，苏珊娜现在找到了一个"被切割的"身体形象。她剪掉的不是手指甲，而是手指末端，以便阻止它生长。这个"切割的行为"，对苏珊娜而言，代表着进入她作为女人的身体的第一步。

在这个记忆浮现出来之后，苏珊娜谈到了她的姑妈及其即将出生的宝宝，这当然不是偶然。我假设，在治疗的这一阶段，一个等待着婴儿降生的女性身体，更像是"得以让某些事物生长"的身体，很重要的是，苏珊娜谈到了有关婴儿诞生的女性活动。

在第七十一次会谈中，苏珊娜再次提到了飞碟："昨天晚上，我读了一篇有关飞碟的文章。我没有做

1　原文如此。

梦，也并不迷糊。在电影院[1]，我看到了两个牧师，穿着黑大衣、白衬衫，美国范儿（沉默）。我旁边有一对父女。父亲抱着女儿，就像我的爸爸抱着妹妹那样。她像是一个被宠溺的孩子。"

81

苏珊娜现在可以阅读有关飞碟的文章，并且谈论它的时候不会丧失精神平衡，这很重要。此外，有趣的一点是，一个男人抱着他小女儿的画面，就如同她爸爸和妹妹那样，出现在她的欲望中。

第七十二次会谈，我可以补全其中的内容，将苏珊娜引向了她承认女性身体的各个步骤。她讲了如下的梦："我在学校，法语老师在给我们上课。他拿了一本《圣经》向我们展示。在这本《圣经》的左页上画着他的肖像。他怀中拥着一个女人。旁边写着一段文字：我向上帝呈上我的礼物——爱。清单如下：责任、爱、牺牲（沉默）。《圣经》让我想到了'腹中的果实'。我一直在想一道有很多炸薯条[2]的菜。妈妈不想告

---

1 苏珊娜的母亲无法跟她的孩子们建立连接，孩子们从很小的时候就被送去电影院，每周2到4次。她的母亲认为，"这对孩子们的成长和发展是有利的"。她掌控着电影的选择，但她始终都不明白，这样做，她就把真实世界的共享经验移植到了电影银幕的不具名之中。在治疗过程当中，苏珊娜发现，电影代表了"一种虚假的生活"。此外她也发现，是何种忧伤让她的母亲做出了这种防御性的反应。

2 这明显是因为法语中果实（fruit）和炸薯条（frites）二词的发音很相似的缘故。

诉我这一点（沉默）。爸爸回来的那年[1]，我十岁。我称我的小妹妹是'回来的女孩'。我整天想着这类事情。我感到了某些东西，我不知道为什么。我在想'腹中的果实'是一颗洋蓟。"[2]

是时候向病人解释"腹中的果实"和飞碟之间的关系了。在第六十八次会谈中，苏珊娜告诉我，她从分析室出去的时候没有穿裙子。分析师给了她一个装着飞碟的袋子，这些飞碟变成了洋蓟。由于苏珊娜把洋蓟视作腹中的果实，我们就可以做一个有关飞碟的猜测：飞碟，指怀着果实的女性的身体。但是，只有在苏珊娜发现了半球形当中的女性图式，她开始以女性图式来接受自己的身体之后，这个猜测才是可能的。

简言之，我认为，苏珊娜向承认女性身体迈出了重要一步。不过，她尚未把自己的身体作为女性身体，整合到她经验的历史中去。

1　他曾经是德国的战俘。
2　很多孩子都认为婴儿是从白菜里生出来的。也许，苏珊娜选择一种类似于白菜的生长方式的蔬菜，并不是偶然。

第4章

两个水盆的梦

1 在幻想中引入时间概念[1]

在上一章中，我呈现了有关飞碟的幻想如何帮助苏珊娜接受具有女性图式的身体。而我现在要处理另一个幻想，它使病人可以进入作为女人所体验的历史当中。

在第九十五次会谈中，苏珊娜非常亢奋。她大叫，我得知她听到了一些声音，这些声音很长一段时间以来都没有再出现过。这些声音曾在火车上对她说话。沉默了很久之后，苏珊娜讲了一个梦。我提请大家注意，治疗的头几个月，病人处在亢奋状态中，从来没有谈论过她的梦。

1　我不再继续使用在法文版中使用的"空间幻想"这一术语。见第78页注释1。

"我做梦了。有关一场婚礼。是的，那是在乡下。有一个年轻女孩和她的未婚夫，他很奇怪。梦是关于宴会和一个消失的年轻男子（沉默）。这个男孩很像一位乳品商[1]（沉默）。有个声音对我说：'你为什么要睡在这里？'"

我："你那天睡在哪里？"

苏珊娜："星期天，我睡在家里。"

我："你还记得另一个同样有关乡村宴会和一个男人的梦[2]吗？"

苏珊娜："是的，那是爸爸。"

她感到非常焦虑，哭了出来。接着她说："啊！我想起了后来的梦！有一条小溪，我在里边游泳。我游

84

1　在第七十三次会谈中，苏珊娜告诉我："我 12 岁的时候，在 X 地，有一位乳品商，他 28 岁，单身。我在乡下住了两天之后，他用汽车载着我和我的哥哥。我吻了哥哥。他在后视镜里看到了。我很尴尬（沉默）。我写了一封信给他：'我可以等到 15 岁的时候结婚。'我把这封信丢在了书房的壁炉里，还好他没有收到这封信。妈妈发现了这封信。她要我解释。我告诉她这是我自己写的。她并不满意。"

2　在第七十六次会谈中，苏珊娜向我讲述了一个梦："那是在乡下，有一场宴会。两个农家女孩在那儿。她们正在结婚。妈妈去世了。爸爸想要和其中的一个农家女孩结婚（之后，苏珊娜补充说这是另一个女孩）。我哭了。爸爸想要喝酒。我却不想给他倒酒。他就只能自己倒酒喝了。他说给我 20 法郎，我拒绝了。我不想要他的钱。然后他又向我提出给我 50 法郎（沉默）。我看到自己躺在沙发上，拿着妈妈给我的书：《对年轻女孩的教育》。"【法文译者：潘科夫之后经常会使用"事物中的俄狄浦斯"这一表述。】

到了一个很大的长方形水盆旁边。然后，我看到一个
水盆在前，一个水盆在后。那个乳品商就有一个这样
的水盆。"

了解到这个水盆是长方形的，我做了如下联系：
我提醒苏珊娜，这个乳品商是她能够记起来的第一次
爱情，有他陪伴的时候，她总是感觉很好。接着，我
向她指出，这两个水盆当中只有一个水盆是属于苏珊
娜的，而且这两个水盆相互之间是截然分离的。

"一个水盆在前，一个水盆在后"，在这个语言
游戏的背后隐藏着什么呢？我向病人重复了很多次这
个评论，以便让她看到这个语言游戏的隐晦性。有一
件事情是确定的：苏珊娜在梦里发现这两个水盆的时
候是独自一人。没有人陪伴她。因此，苏珊娜面对着
两件物件：两个水盆。我提议把这种存在的方式称
为"彼此依存的存在"（法：l'être-l'un-avec-l'autre；德：
Miteinander-Sein），一个在空间上缩减的三角情境。这
个"关键－情境"展现了精神病人独自转向其他物件
的这种生活。情境本身代表了结构化的基石，而病人
面向的是一对物件。因此，我认为这种情境表征了一
个被删减的俄狄浦斯情境[1]。在治疗精神病患者过程中，
我观察到以下关联：

---

[1] 原文是法语。

如果孩子承认他的身体像父亲或母亲其中一个的话，他就能毫无困难地观察到另一个人的身体是不同的。他就会更有勇气说："这个，是我；那个，不是我"，更有意愿朝向他者发展，在这个过程中，就可以构建一个健康的想象的世界。一个人的情绪发展越受到干扰，他就越倾向于避免在和他者的关系中做出选择，而是倾向于转向别的领域，比如，动物、植物、石头等等。在与精神分裂症患者的结构化工作中，最重要的是，需要在一些可能的地方创造三元情境。

我现在想解释，我如何能够在我的病人那里发现"被删减的俄狄浦斯情境"，而我又如何解释它。苏珊娜想到梦中的未婚夫很像一位乳品商的时候，她中断了对乡下婚礼之梦的叙述。这个记忆把病人引向了一个引起幻觉的问题："为什么你睡在那里？"我了解到，那一晚病人睡在她自己家。这时，我做了干预，试图提起对另一个梦[1]的记忆，另一个梦也涉及了乡下的宴会。然后出现了这个梦中的主要人物：苏珊娜的父亲。这个记忆所引发的焦虑，让病人可以找回被中断的梦的后半段。恰恰就是在这个地方出现了两个水盆的图像。因此，两个水盆的图像就直接与苏珊娜面

1　我不再继续使用法文版中所使用的"空间幻想"这一术语。见第78页，注释1。

对她的父亲时所感受到的焦虑有关。

现在我们来看另一条通往水盆图像的"路"。在这两个关于乡下宴会的梦中，苏珊娜看到了一对人，在一种情况中，伴侣是她的父亲。在这一对人的位置上，在梦中断之后，我们看到了两个水盆的图像。鉴于这两个水盆是在这一对人的位置上，我提议把这个情境称为"被删减的俄狄浦斯情境"。

接下来的事情很重要：苏珊娜敢于做出选择。她选了乳品商的水盆，并且她知道这个水盆是她的，而另一个不属于她。因此，这是苏珊娜第一次成功地承认了"非－我"。诚然，这个承认只是在这一物件的层面上发生。

现在我们试图理解隐藏在物件中的动力。我们看到，前一天晚上，苏珊娜睡在自己家里，那个声音因此而斥责她。长方形的水盆是床的形状。在询问她的时候，我了解到一个很重要的信息，即苏珊娜很喜欢待在乳品商的水盆里。请注意乳品商是苏珊娜能够记起来的初恋！然而，病人却不能在一个图式（水盆或者床）中找到或呈现出它的内容，即这个伴侣，不能与他分享彼此依存的存在的快乐。在属于他者的位置上，她只感到孤单，而他者本应该在场的。简言之，我们可以说，伴侣的角色只是以一种遮蔽的图式出现，隐含在物品之中（水盆，床）。因此，两个水盆的图像

变成了一个幻想[1]，它与飞碟的幻想不同，它不仅开启了 87
符号领域，也开启了想象世界和人际关系的领域。

我在两个水盆的图像中发现的动力学，与它的图式及其与空间的关系有关。但是，由于这个图像是在梦中，是在苏珊娜走完了一段"路"之后出现的，我希望这个被局限在空间关系中的俄狄浦斯情境可以在时间维度上展开。在接下来的那次会谈中，我成功地填补了前后两个水盆之间的空缺。第九十六次会谈，苏珊娜来的时候红光满面。

苏珊娜："我不再害怕了。我没有再听到那个声音了。但是，这里存在一个空。还是有一些回声，尤其在火车里的时候。有人跟踪我（沉默）。早上五点，我突然醒来了，觉得有人在房间里，想要摸我。在我醒来之前，我做了梦：'法语老师在上地理课；数学老师在上英语课；西班牙语老师在上法语课'。"

我："在这个梦里，每个人都在做超出自己能力范围的事。在昨天的梦里，两个水盆是分开的。"

苏珊娜："是的，在两个水盆之间，有一座房子。我先是游了泳。之后，我步行到了我的水盆那里。"

---

1 两个水盆的图像作为动力（幻想）的场域对我接下来的工作很有帮助。每当病人提到她在家里碰到的困难时，或者由于分析的需要，或者她处于亢奋状态，我必须进行干预的时候，关于她不在她的水盆里的评论将病人重新带到了现实。这个治疗的效果说明了"两个水盆"这个图像的动力学是起作用的。

88　　我："现在，我明白为什么你昨天说'一个水盆在前，一个水盆在后'。你是想说：一个水盆在房子前，一个水盆在房子后。在你经过的路上，先抵达了第一个水盆，然后才是你的那个水盆。"

有意思的是，苏珊娜谈到了三个老师[1]。我把"超越能力"对立于两个水盆的截然分离。"是的，在这两个水盆之间，有一座房子，我先游了泳，然后走到了我的水盆那里。"在水盆"在什么之前和在什么之后"这个缺失被补齐后，房子就被记起来了，一个被体验的时间经验进入了语言的领域中：空间的"前-后"变成了时间的"先-后"。

如果苏珊娜通过一个房子补全了水盆"在什么之前和在什么之后"的缺失，这是不是偶然呢？房子是家庭生活的场所。让苏珊娜引发了焦虑和欲望的关于两个水盆的幻想展开了。她可以找到通往他者的道路，并由此进入她体验的历史中。

2　在被体验为女性的生活中接受"女性-存在"

在第九十六次会谈中，两个水盆的幻想让她可以体验时间，苏珊娜开始将她的女人-存在整合到其体

1　我在分析工作中没能进一步挖掘苏珊娜梦到的五种不同主题。我们做一个结构化的工作时，不可避免要在呈现出的材料中做一个选择。

验的历史中。我将报告之前的那次条理不连贯的会谈。苏珊娜承认她觉得自己被一个年轻男人纠缠，这个男人是夏天她在教堂里见到的。她没能找到舞伴。"妈妈一个人也不认识。"接着，苏珊娜谈到了她在车站见到的陌生男人，车站是不具名相遇发生的场所。她后来很有可能和姑妈谈论了父亲。"爸爸穿着睡衣，他急忙走开以便我看不到他。"多大的进步呀！不具名的迫害者——通过电线给她充能，在治疗的开始她拥有男性的身体，现在这一部分消失了。苏珊娜不仅谈到了真实的男性身体，也谈到了自己历史起源的男人：她的父亲。

在第九十七次会谈中，苏珊娜深化了对她自己历史的叙述："我弟弟出生时我很嫉妒。妈妈不再照顾我了。这些我都记得。雇佣的小保姆对我来说是一种补偿。空就是从这里开始的。我那时两岁半。舅妈和我做伴，她是我妈妈的弟妹。妈妈总是护着我弟弟。她更喜欢男孩儿。她很宠弟弟。这很正常：我也想成为一个男孩。"

苏珊娜开始明白了，童年期就开始围绕着她的空是有一个开端的。在她三岁那年，弟弟出生了。苏珊娜不仅丧失了母亲的在场，同时也丧失了来自母亲的爱。为了重新找回这个爱。苏珊娜想要自己也成为一个男孩。

89

因此，我就有了开启一个经典分析的关键，它被证明是更为困难的。由于苏珊娜曾深深地与母亲"捆绑"在一起，这两个女人构成了一个整体。每当场景中以父亲的图式出现第三个人时，苏珊娜和她母亲的连接就被加强了，并且会导致形成一个新的"反弹"：她也要成为一个男孩。在前生殖器期，在二元情境的意义上产生的这些固着，使得之后的发展变得更加复杂，也使得对体验历史的这个阶段的澄清变得更加复杂。

90 我的工作目标是创造一种三元情境，通过这个情境，病人得以学着去承认她的女性-存在，并且接受它。

3 后记

由于病人的脆弱性，在六个月的结构化治疗后，很难推动经典分析工作。然而，在工作当中，当精神病再次发作的时候，比如，出现亢奋状态、焦虑或者幻觉等，只需要提及之前已经抵达的结构化过程中的某个元素，就可以阻止苏珊娜借口精神病而逃避。七个月的工作之后，我再次和苏珊娜商定了为期两个月的暑假。尽管外部环境不是非常有利，病人还是成功地度过了这个阶段。假期过后，她再次回来，她变漂亮了，她的几个阿姨已经向她指出了这一点。除了一些轻微的被迫害的感觉之外，在她那里，没有任何其他可被察觉的精神紊乱。然而，由于她在日常生活中所遭遇的无法解释的焦虑状态，苏珊娜自己对此还不是很确信。此外，她不得不回到自己家中。在接下来的九个月里，我进行着经典分析，试图在欲望领域和想象领域发展一个女性的身体形象。之后，有两个月的时间我中断了工作。苏珊娜在职业训练方面发展得不错，但她在实在的身体当中感到痛苦，以至于某些时刻会产生幻觉。我再次和苏珊娜一起工作了六周，之后就对这个工作做了收尾。苏珊娜选择了艺术类的职业。她正在探索生活。这个治疗总共持续了两年零两个月，进行了为期六个月的狭义意义上的结构化工作。

第二部分 （作为时间经验基础的）
身体形象的内容的制作

一名40岁精神分裂违拗症女患者的
精神分析治疗[1]

---

1 我是根据欧根·布洛伊勒（Eugen Bleuler）的精神分裂结构概念
而作出的这一诊断。它更多涉及一种"精神解离"的状态，亨
利·克劳德（Henri Claude，1928）称之为"分裂症"（schizoses），
保拉丹和霍克（P. Pollatin et P. Hoch, 1949）称之为"假性神经症型
精神分裂症"（schizophrénie pseudo-névrotique），美国学派称之为
"情感型精神分裂症"（schizophrénie affective）。关于这一点，参见
亨利·艾伊（Henri Ey）《精神分裂症的次级形式》,（《医学-外科
学百科全书》，精神病学第二卷，1955年）。

第1章

进入病人荒漠般的世界

1 与违拗症的第一次较量

我们现在谈论的精神分裂症患者，不仅在精神表现方面，而且在精神结构方面，与苏珊娜是非常不同的。

这位女患者40岁，我称她为瓦雷娜小姐，她是一名中学老师。如果说苏珊娜是强健的、鲜活的、充满了生命力的话，瓦雷娜则会让人想到瓷娃娃：弱小、苍白、脆弱，她属于那类脆弱又极端敏感的存在。恩斯特·克雷奇默[1]在他经典的表述中，把这类人描述为纤细孱弱型；苏珊娜则属于圆润运动型，伴随着一些身体骨架和面部的轻微发育异常，而瓦雷娜没有呈现

---

1 恩斯特·克雷奇默，《体质与性格》，*op. cit.*。

出明显的发育异常。[1]在治疗过程中，我了解到她从来都没有经受过月经不调的痛苦，在她41岁那年，生理期也始终是正常的。

94 　　瓦雷娜坐在扶手椅上，像一尊蜡像一样，一动不动。我试图在她身上寻找到生命的迹象。她空洞无情的目光不时突然转换了方向。就只有这些。我费了很大力气才了解到，一年前她不能再继续工作了，并且在一个月前，她在一间诊所接受了4次电休克治疗和6次胰岛素休克治疗。由于之前的治疗都没有效果，一位请来介入治疗的精神科医生兼精神分析师，向我提议与瓦雷娜开展一段分析性心理治疗。此外，瓦雷娜遭受了严重失忆，这一点因电休克治疗而进一步恶化。不过，这些症状之前就已经存在了。

　　"我对自己不再感到确定了。"（第一次会谈）

　　能了解到的病史少得可怜。瓦雷娜出生在瑞士的德语区，在第一次世界大战之前，她的父亲曾是那里的一个企业经理。作为德裔的阿尔萨斯人，他娶了一位非常富有的法国人，由此成为了法国公民。瓦雷娜的母亲还生了另外两个孩子：年长她五岁的哥哥和比她大两岁的姐姐。因此，瓦雷娜是家中最小的孩子。我后来获悉，她是一个"不想要的孩子"，"没有人期

1　鉴于这两个病人在治疗开始时，都已经做过全科的医学体检，我就没有在分析工作的框架中，建立起对其体质的系统性诊断。

待我的出生"。

瓦雷娜没有讲话，我在第二次和第三次会谈中尝试使用主题统觉测验（Thematic Apperception Test，TAT）[1]。测试的结果是惊人的。与非现实世界相关的思考占据了主导地位（插图2、5、9、10、11）。瓦雷娜不会为插图上呈现出的任务感到担心，她好几次提到了不幸的动物们，而它们需要被善待（插图2、16、19）。我提出的假设是，她身上的"动物"没有能够存活下来。此外，她也提到了女人之间的人际关系具有迫害的特点（插图7、9、10）。当她看到第4、7、9、10这些插图时，思路中断了，但话语表述并未断裂。典型的强迫性困惑出现了三次（插图3、7、8）。

主题统觉测验的使用，可以让我进入瓦雷娜的精神病世界。而通过谈话，我是没有办法进入这个世界的。瓦雷娜巧妙地隐藏了她提供给我的少量信息中所包含的精神病元素。只有她违拗的态度、固定而空洞的目光泄漏了她精神病的世界。那么，如何把通过主题统觉测验揭示出来的精神病元素推进到话语的交流中去呢？

考虑到瓦雷娜完全不了解自己的精神病状态——

95

1　亨利·默里（Henry A. Murray），《主题统觉测验》（*Thematic Apperception Test*），Harvard College，1943。

她只提到了会导致脚部[1]冰凉的血液循环问题，我在五次会谈中使用了自我调适训练，这是根据舒尔茨[2]（Johannes H.Schultz）的方法进行的。病人学着在躺椅上感受她身体的重量。如同我在另一本书[3]中所指出的，我修改了舒尔茨的方法，以便适应精神病人使用的需要。这一训练让我可以引导瓦雷娜感知她的身体。在克服了一些困难之后，瓦雷娜成功地感受到她的双手在躺椅上的重量。我在工作过程中没有寻求任何范式的帮助。我想要病人学着去感受她身体不同部位的重量。精神病人在这个感知（身体）重量的练习中，通常很难成功整合身体的完整性。但是，我尝试将练习一个一个地分配到她身体的不同部位，以便把这个工作扩展到整个身体。我没有和精神病人进行过关于热度感知方面的工作。所以，我要求瓦雷娜每天在家里进行3到4次的放松练习。

瓦雷娜在躺椅上感受这种放松练习时，我坐在旁边的椅子上，这让我能够进入她的违拗症中。由于她

1　有关脚和腿的定位，见第105, 111, 114-115, 126-127, 138, 140, 144页。

2　约翰尼斯·H. 舒尔茨（Johannes H. Schultz），《自发训练》（*Das Autogene Training*），Stuttgart, 1954年（法文版为：*Le Training autogène*，Paris, PUF, 1965）。

3　吉塞拉·潘科夫（Gisela Pankow），《关于偏执患者的视觉原始反应》（Über eine visuelle Primitivreaktion bei einer paranoischen Patientin），载 *Psychothérapie*, n° 5, 1955, p. 19-29。

孱弱的体质，[1]我需要非常谨慎地推进工作。因此，我并不是通过"直接分析"去谋求解决这个违拗症。我只想在病人封闭的世界中成为一个"向导"。我向她承诺，除非有她在场，否则我不会跟她的女性领导谈话，正是这位女性领导要求她接受治疗。根据瓦雷娜的意愿，我们每周连续三天进行三次会谈，这样她就可以在乡下度过剩下的四天。我接受为期两个月的尝试治疗阶段。我让病人在最初的会谈中做放松练习。我坐在她旁边，但时不时地站起来离远一些，随后再重新坐下。在五到六次会谈之后，我可以让自己在病人的斜后方，[2]离她大约 4 米远的地方，坐在我的扶手椅里。等病人可以接受我"消失"的时候，我就不再使用放松练习了。我让瓦雷娜自由地使用躺椅。我从来没有跟她说过应该躺在躺椅上。

2　移情的深化

97

鉴于这里涉及的是一个违拗症患者，她拒绝讲话，我就尝试通过其他方法把她引入到交流中。我问她，能否通过在家里完成一项任务来投入到我们共同的工

1　见第 93 页。
2　在对精神病人和严重的强迫症患者进行治疗的时候，我都会离病人比较"远"。

作。我提议瓦雷娜买一个绘画本、彩色铅笔和胶泥。

瓦雷娜明白了我的要求，但在很多天之后，她才带来了一些画着彩色几何图形的画。我鼓励她，并且了解到她并不敢尝试使用胶泥，因为她不知道如何"在空间中"呈现某个东西（第八次会谈）。这些会谈和逐步推进对身体重量感知练习的会谈相重叠，有趣的一点是，我发现，正是在病人可以成功地放松整个身体的时刻，她开始第一次尝试去触碰胶泥。我的桌子上放着五颜六色的胶泥，在第十次会谈过程中，瓦雷娜从躺椅上站了起来，坐在桌子旁边，开始用胶泥塑造一个坐在红色椅子上的、红色的年轻男子，他面前有一张红色桌子。塑像大概有4.5厘米高，并且呈现出了一个粗糙的、没有性别的身体。这个雕像的双腿超过了椅面，但没有接触到地面。

我使用了弗朗索瓦丝·多尔托[1]的方法，尝试了解和这个年轻男人相关的一些事情。瓦雷娜告诉我，他是医学院的大学生，在生活里得心应手。

我得出的结论是：瓦雷娜的整个身体都可以投入放松练习后，她第一次尝试在空间中创造某个东西，即一个红色的年轻男人。

98 　　我们不应该被这一鼓舞人心的结果误导，即使

1　见第77页，注释3。

是第一次在空间中呈现出人的身体之后。瓦雷娜甚至
还提供了一些有关她自身历史的基本元素，我们也不
应该被误导。瓦雷娜谈到了她的父亲，而且还可以把
这些记忆按照历史的时间顺序排列。这些片段非常具
有欺骗性，并且有可能让我们认为，她在一个真实的
"三元情境"[1]中去体验和父亲之间的关系。瓦雷娜和她
父母的关系所具有的病理性结构，是在后来才显现出
来的。她的前生殖器期呈现出很多严重的紊乱和混乱。
就是在这个地方，我随后开始尝试开展结构化的工作。

我现在想要展示那些还没有被摧毁的地下"岛
屿"，它们在后来的工作中允许我向废墟前进，而正是
这个废墟触发了精神病。在完成她的第一个胶泥作品
之后，瓦雷娜在第十次会谈中向我讲述了她的第一个
梦[2]："我在父母家的信箱中取信，有几封信被撕碎了，
剩下的信藏在一个大信封后面，这个大信封紧贴着信
箱的内壁。"

病人对这个梦所做的唯一有意义的评论如下："如
果爸爸在的话，就不会发生这样的事了。"

在第十二次会谈当中，她带来了一个新的胶泥作
品：一个3厘米高的女人，瓦雷娜说她是"那个男学生

1　见第85—86页。
2　我放弃了给病人的梦做整体解释，因为她的僵硬还不能让我去做一
　　些更精细的对于梦的结构化工作。

的妈妈"。这个女人身着色彩鲜艳、做工精致的礼服，让我想到了瑞士的礼服，而病人在瑞士度过了生命中的前三年，但没有学德语。接着，瓦雷娜提到了她的父亲，她小时候不喜欢父亲拥抱她。

"他有一个情人，我们不能指望他（沉默）。我在爸爸那里的时候，从来都没有安全感。"（第十二次会谈）在第十三次会谈时，瓦雷娜给我带来了一个泥塑，她把它称为"太平洋的一部分"。我了解到她想要生活在一个遥远且温暖的国家。这是我第一次见证了她的攻击性。她对工作机构中的女同事感到非常愤怒。她告诉我，她从来都不能喝牛奶。由于人们不给她提供其他东西，她"经常营养不足"。

我可以继续这一进展良好的分析探索工作，因为在目前看来，瓦雷娜的精神基底还是非常稳固的。在第十四次会谈伊始，瓦雷娜向我讲述了一个梦："人们问我，我在A先生[1]那里挣多少钱？"我试图弄清楚她把钱花在什么地方，我得知她把钱存起来了，此外，她给自己买了一台照相机。

"他在妈妈家里。爸爸过去会拍一些照片（沉默）。在X地[2]，一个医生有一台照相机（沉默）。我会给一些学生拍照片。"

---

1 这是一个外国人，瓦雷娜在进入教育界工作之前，在他那儿工作过。
2 一年前病人没有办法在这个地方继续工作了。

突然间病人从躺椅上坐了起来，目光呆滞空洞。

我："发生什么了？"

瓦雷娜："我在看我们是否可以在这儿拍照。"

离开时，她忘记了付钱。自从这次之后，她在每次会谈开始时付钱，这持续了一段时间。在下一次会谈中（第十五次），分析关系得到了进一步深化。

瓦雷娜带来了一幅很重要的画，我觉得它像挂毯上的图案。事实上，我观察到，在几次会谈中，她的目光都盯着那张挂毯，它挂在躺椅的左手边。这个挂毯图案的风格与瓦雷娜带来的画相一致。病人理解了我的反应。她向我提起，由于肠胃问题和阑尾炎，她不得不中断了大学学业。而这成为了她在很长一段时间之后第一次回家的理由，那时她注意到"门厅的地毯被换过了（沉默）。在面对爸爸的时候有一个障碍"。她谈到了某一天，在上大学期间，她在花园里发现了一只死去的刺猬。

"如果我还能埋葬这只刺猬的话，也许一切会朝好的方向发展。"（第十五次会谈）

在下一次会谈的开始，瓦雷娜非常消沉。她在扶手椅上一动不动，当我尝试打断她的消沉状态时，她对我说，她觉得自己没有办法做泥塑了："我无法制作圆形的东西。"

我了解到，瓦雷娜在家里尝试按照一本儿童杂志上的雪人做一个泥塑。最终，我成功地让她重新开始做泥塑。她选择了红色胶泥，并且放弃了雪人以及挂毯的白色。[1]她做了一只巨大的红色的狗。但它完全是扁平的，像浮雕一样粘在桌子上。在做泥塑的过程中，她开始意识到周围的世界，她的眼神里没有了之前的那种空洞呆滞。

101　　她回忆起一个梦："我和一些X地[2]的人在一起。我不知道他们是谁。"

在接下来的一次会谈（第十七次）中，瓦雷娜带来了一幅画，画的是被打碎的玻璃窗。她谈到了一条被撕碎的裙子，没有提供更多细节。这次突然提到的攻击性[3]在她的身体中表现了出来。她感觉到了自己的身体，并且说："胳膊的肌肉有疼痛感，以至于在家的时候几乎都没办法做泥塑了。"

"我做了一个齿桥[4]，像狗那样的红色（沉默），我不想再来了。"

她变得非常消沉。我对她说，她害怕自己的攻击性。在下一次会谈（第十八次）中，瓦雷娜问我，是不是可以和我聊天，而不是做治疗。她想要知道，我

1　可惜还没有对于色彩的科学研究。然而，我观察到她用一种非常猛烈的方式涂白色。

2　见第99页，注释1。

3　同上。

4　齿桥，病人没有带给我这个泥塑作品。

（作为治疗师）的意识是否可以让我接受她改变职业的
方向。我告诉她，她可以自由地做她想要做的事情。
然后，瓦雷娜走向躺椅，看着墙，躺了下来，向我讲
述了一个梦，这个梦是她决定不再来的时候所做的：
"在我的左手里有一个乳白色的小齿桥，它由上颌骨左
侧的五颗白齿和半个拱形的口腔上颌组成。牙齿非常
美，上颌内壁非常光滑。"

我了解到瓦雷娜经常梦到牙齿，通常都是非常大
的牙齿，而这一次是很小的牙齿。"非常可爱，但也有
点儿奇怪。"我问这些牙齿是谁的。

"也许是我的，我不知道（沉默）。以前制作的全
口义齿都有拱形的口腔上颌。妈妈有一个非常精致的
齿桥。"然后，我第一次获悉更多有关她母亲的事情。
"她既当爹又当妈。她确保了家庭的存在。我的父亲，
任由那些不择手段的人碾压。"

就在这次会谈之后，瓦雷娜承认了她自己的移情。
在第六十次会谈的时候，她第一次面带微笑进来，告
诉我她有了一个发现。

"我知道为什么你的沉默让我很恼火了。这让我想
起了我的同事们。你[1]对我来说像是一堵墙，和我的同
事们一样（沉默）。我的问题是一个有关信任的问题，

---

1 分析师。

我生活在对被背叛的恐惧当中。"

在第二十二次会谈中，瓦雷娜想和我一起玩而不是做一次会谈。

瓦雷娜在治疗早期阶段意识到了移情，我对此赋予了非常重要的意义。在我的青春期精神分裂症患者那里，精神病的内容是非常丰富的，我需要等一年的时间才能进入对移情的分析。我假设违拗症患者会在非常早期的治疗阶段体验到移情。移情的深化可以让我进入病人精神生活的更深层级，在这个被摧毁的、荒芜的世界中前行，这个世界隐藏在一个完好的表面之下。

在第二十一次会谈中，瓦雷娜谈到了她在卢浮宫看到的几尊女士半身像："罗马时期的女性头像，因其忧伤和冷酷而令人惊讶。"

在同一次会谈中，她给我带来了一个泥塑：女水神[1]躺在绿色躺椅上，盖着淡茶色毯子，毯子垂到了蓝色地毯上。这个"女人"是紫色的，左手拿着一个红色的东西，瓦雷娜说它可能是一朵花或者一面镜子。

103 在下次的会谈中，瓦雷娜带来了三个泥塑：一条淡茶色的蛇，尾部盘了两圈，上半身直立，有10厘米高。在蛇的旁边，瓦雷娜放了一只淡茶色的鸟。面对着蛇和鸟，有一个巨大的蘑菇，也是泥塑的，被放置在一

---

1 弗朗索瓦丝·多尔托将"女人-鱼"称为女人，在她双腿的位置长了一条鱼的尾巴。

小片绿色的草地上。她告诉我她感到很自由。在这次会谈的结尾，我把蘑菇的边缘向外翻了过来，变成了一个杯子的形状。我没有做任何解释，瓦雷娜就明白了，她高兴地说："我本来打算做一个花瓶的，但没能成功。"

我的总结是：为了和违拗症患者达成连接，我让她逐渐感受自己身体的重量。为了这个目的，我修改了舒尔茨（Schultz）的方法，使其更加适用于精神病人。与此同时，我提议病人画一些画或者做一些泥塑带到会谈中。一方面，我尝试帮助病人感知自己的身体；另一方面，病人可以通过对身体的感知进入语言的领域，并且给我提供一些身体形象结构方面的指示。绘画和泥塑在这一点上给了我帮助。

在治疗的这个阶段，对于身体形象方面，我没有取得任何分析性进展。我利用这两个治疗行动的共时性，以便在治疗进行到两个月的时候获得移情的深化，这对于精神分裂违拗症形式的治疗是必不可少的。分析师应该投入到这一缺口中，用他自己去填补病人空洞的世界。分析师（这个地方是否将"医生"改为"分析师"更妥当，考虑到前后的一致性的话）应该变成病人可以认可、觉知和感觉到的内容。[1] 在治疗伊始，

1　参见塞什艾（Marguerite-Alberte Sechehaye）珍贵的工作，她让我们看到，对精神分裂症患者而言，"前 - 转移阶段"是多么困难和富有成效。《象征的实现》，*op. cit.*。

104 绘画和泥塑只是用来加强移情的。病人为了分析师而工作。在病人能够直面她的荒漠的世界时，我才开始解释她的作品。

3 燃烧的房子

在第二十四次会谈时，瓦雷娜带来了一个"燃烧的房子"。这个泥塑的底座是淡茶色的，她之前在塑造女水神的盖毯时使用了这个颜色。水神的紫色在这个泥塑当中被用作房屋墙壁的颜色。红色的火焰——与水神手中的花或者镜子的红色相同——从门、窗户和房顶上蔓延开来。瓦雷娜把她的作品放在我的桌上，并且向我指出这个房子没有烟囱。躺在躺椅上，她第一次比通常情况下讲得更多："我想要做水的泥塑。[1]因为没有成功，我就做了火焰（沉默）。一种只是用来盛水的容器（沉默）。我想做火焰（沉默）。我却做不到。我做了一个燃烧的房子（沉默）。我尝试做单独的火焰（沉默）。只有火，只有热量，也只有光（长时间的沉默）。"

我尝试提起一个白日梦，[2]并且想让她告诉我，如

---

1 法语和德语一样，文中的"faire"（做）具有双重含义。为了翻译的忠实，我把德文"machen"都翻译为"faire"（做）。

2 见第77页，注释3。

果她在那个燃烧的房子里，她的感受是怎样的。

"我，如果我在一个房子里，我会感到窒息（沉默）。烟是滚烫的（沉默）。是在一楼的壁炉里燃烧起来的，然后蔓延到了木地板、床垫（沉默）。蔓延到了木板墙（沉默）。到了第二层（沉默）。挂着窗帘的窗户（沉默）。一阵狂风把火吹得更旺了（沉默）。我自己的房子窒息了：我害怕（沉默）。显然，楼上也在燃烧（沉默）。震动，颤抖。最终，它坍塌了。墙壁坍塌（沉默）。天花板塌陷：只剩下空心的木头。它的内部已经被火焰吞噬了。当人们到来的时候，一切都已经太晚了。"

我问瓦雷娜，人们是否重建了房子，她回答道："它就保持原样，等待处理（沉默）。土地被售卖了。如果物主是个可靠的人的话，房子会重建的。我并不认为它会被重建（沉默）。这个房子，就是我。火，是什么呢？"

我提到了她身体的温度。她想了一下："我总是觉得冷。这个温度，它在什么地方呢？我头脑中萦绕着很多想法。我真的不理解。"

她稍微抬起了自己的两条腿，摆放两只脚，在膝盖的位置形成了一个拐角的形状。

如果这是瓦雷娜第一次讲了这么长时间的话，却没有迷失在她无法理解的思考当中，那么，这是偶然

吗？是什么让这次会谈区别于其他会谈？在其他会谈
当中，话语的交流是不可能的。瓦雷娜已经触及了她
最深刻的问题：关于图式和内容的动力学问题。当她
试图单独呈现水的时候，她被引导去单独呈现火。"我
却做不到。我做了一个燃烧的房子。"房子作为图式，
帮助她呈现了火。相比于用水填满一个容器，瓦雷娜
决定去做一个燃烧的房子的泥塑。弗洛伊德[1]对于水和
火之间的对立有一个绝妙的描述，我们也在病人这里
观察到了这一对立。但是，瓦雷娜并不能将"身体的
水"整合进她体验到的历史当中，因为她还没有办法
住在自己的身体里，而只是感受到了身体的某些部分。
在这个治疗阶段，病人成功地认识到图式和内容的交
互作用是非常重要的。

106

　　瓦雷娜第一次提出了有关内容的问题，"我们如
何能够单独呈现水和火呢？"她通过求助于一个容器
而解决了这个问题，这个容器的作用是构成了一个图
式。这让她触及到了一个根本问题，这个问题不仅关
涉到丢失的内容，而且（也）建立起这一内容和她自
己身体之间的关系。"我就是这个房子。而火，是什么
呢？"这一"温暖"是否毁灭了"于身体 - 中 - 存在"
（法：être-dans-le-corps; 德：*Leiblichkeit*）的某个东西。

1　西格蒙德·弗洛伊德（Sigmund Freud），《全集》（*Gesammelte Werke*），
　　Bd. 2/3. 1948. - Bd. 16, 1950, Londres。

我忽略了这个问题。无论如何，这并不是一个偶然，是基于这一盛满了水的容器的模型，她掌握了图式和内容之间的交互作用的关系，正如勒福特夫人[1]在其精彩论述中谈到的"狼孩"。

这一燃烧的房子的模型，作为一个丢失了其内容的身体的模型，能否产生图式和内容之间的动力学？换句话说，我们能否"充实这个房子"？（第一百零三次会谈）

1　罗西娜·勒福特（Rosine Lefort）《狼孩》（L'enfant au loup），1954年3月在圣安娜大学临床部的分析研讨班中所做的报告，载 *La Psychanalyse*, Paris, PUF, 1957, p.145-164。

第2章

在治疗的第二个月月底，反映在泥塑中的身体形象的碎片

1　削减了一半的桥

"这个房子，是我。火，是什么呢？"这个词给出了瓦雷娜世界中的关键线索：对于图式——房子——的承认，以及对于一种力量——火——的承认，这个力量摧毁了与图式相关联的内容。在第二十四次会谈过程中，我们所取得的这一非常重要的结果，在经历了接下来的复活节假期之后，产出了非常丰富的收获。在中断了两周之后，瓦雷娜向我打开了她被摧毁的世界。

她度过了"既不想绘画，也不想做泥塑的12天"。（第二十五次会谈）她向我讲述了一个梦。梦里有一个医生和一种有效促进血液循环[1]的药物。

1　见第87页，注释1。

"我的血液循环不太好。"[1]（第二十五次会谈）

我尝试在关于"血液循环不畅"意义上的动力学思考和"燃烧的房子"之间建立一个联系，并向她指出，在一座燃烧的房子当中，"循环"被打乱和中断了。这一燃烧着的房子的形象，到目前为止，对认识到身体图式与内容的交互作用，起到了很大作用，在此通过我的干预，它又获得了某种动力学的意义。目前，我处于结构化过程的基础水平之上，因为我尝试澄清丢失的内容的性质。这个干预让我可以进入病人被摧毁的世界。

在下一次的会谈（第二十六次）中，瓦雷娜带来了她在家里制作的泥塑，这是一座桥。淡茶色[2]基座的尺寸是10×15厘米，在宽的那一面上竖立着五对淡茶色桥墩，这些桥墩的高度从2.5厘米到4厘米逐渐增高。淡茶色路面铺在这个倾斜的平面上，路面上铺着一层黑色地表，在路两边还是露出了下层的淡茶色。瓦雷娜把她的作品放在我的桌子上，解释她只做了"这座桥的一半，而这就足以呈现出它的全貌了"。躺在躺椅上之后，她向我讲述了如下的梦："我看到了哥哥和嫂子。我没有认出他来。那是他（沉默）。那不是他。他

108

1　请注意，在指代道路交通时，使用的是同一个词，它意味着一种连接（"连接"应为"冲突"？——法文译者）的可能性。

2　见第102页。

非常粗鲁。他有一张悍匪的面孔。"

瓦雷娜把桥分成两个部分，并且只呈现了其中一个部分，同样，她把对哥哥的评价也分为两个部分："那是他——那不是他。"在她说出的话语中，这两个部分都被"呈现"了出来；而泥塑不存在的第二个部分，只是被省略了。因而，在语言层面上，瓦雷娜可以把肯定和否定放在一起。但这并不是一个简单的面对面的对立。这两个肯定在与其对立面的矛盾双重性中，被补充完整了。由此，就从强迫的动力中产生了一个逻辑统一体，它是通过相互矛盾的两个判断的不可分性来表示的。一个图式统一体的余下的部分是非常珍贵的。瓦雷娜的大部分思考能力是完好的，然而，她的呈现能力却已经被精神病严重摧毁了。充当了"整座桥"的这"半座桥"的表象，没有给我们提供任何可能去找回已经丧失了的完整性。

在对哥哥和对梦的评论之间，有一个联想的链条。我们可以从这里看到一个想象的萌芽：哥哥"悍匪面孔"的特征，呈现出了"粗鲁"。因而，这指向了内容。这一内容在桥的泥塑中是丢失的。宣称半座桥就像是"完整的桥"，揭示了她的精神病。

这里所涉及的是一个专属于精神病的摧毁过程。图式——即使是碎片化的——都足以提供任意内容。

保罗·马图塞克[1]曾经在一个非常深入的工作中指出，这种精神病的反应与联想没有任何关系。在我和瓦雷娜的工作结束之后，我看到了他所提供的这些案例，我想加上我自己遇到的案例，它们展现了部分是如何代替整体的。有可能可以通过精神病人的表象功能的丧失来解释精神病的反应，马图塞克将精神病的反应描述为"实质性质（les qualités d'essence）对意义性质（les qualités de signification）的侵占"。如同我在其他地方所指出的，只有当"他者"存在的时候，表象和欲望才是可能的。如果说精神病剥夺了病人欲望的可能性，那么，在他对正在瓦解的世界的体验中，他把自己放在了"他者"的位置上。到处都是精神病的存在。他的世界中的每一个碎片，都可能成为这个世界的"中心"。因此，半座桥的图式足以表达整座桥的存在也就不让人吃惊了。

　　鉴于这座桥有五对桥墩，而瓦雷娜的哥哥比她大五岁，我便推测，在她的精神病世界，"悍匪般的哥

1　保罗·马图塞克（Paul Matussek），《疯狂早期的感知觉变化》（Veränderungen der Wahrnehmungswelt bei beginnendem primären Wahn），载 *Arch. Psych.*, n° 189, 1952, p. 279-319。Untersuchungen über die Wahrnehmung（对感知觉的研究）;《报告：基于异常瑞士人群妄想的基本特征》（Mitteilung Die auf einem abnormen Vorrang von Wesenseigenschaften beruhenden Eigen-tümlichkeiten der Wahnwahrnehmung Schweiz），载 *Arch. Neurol. Psych*, n° 71, 1953, p.189-210。

哥"应该在这一摧毁过程中起了作用。

在一阵沉默之后，瓦雷娜告诉我，她前一天晚上去了现代艺术博物馆，她在那儿出神地看着围绕着"抵抗运动纪念碑"的圆柱。

"我甚至都不记得纪念碑下面有什么（沉默）。有一些体积巨大的东西，并不是太好看：一些女人、孩子和蛇"。

参观完博物馆之后，瓦雷娜回到了家里，她尝试去做一些圆柱的泥塑，而后来这些圆柱变成了一座桥。在一阵很长的沉默之后，她从躺椅上坐了起来，走近了保罗·高更[1]的一件油画复制品："我想知道她脸上的这个白色东西是什么？别在头发边上的一朵花。"

"脸上的这个白色东西"，我接受了这个评论的模糊性，只是说："油画里坐在长椅上的五个女人，也让你想到了五个圆柱。"

2 削减到只剩外观的寺庙

在接下来的会谈（第二十七次）中，瓦雷娜带来了"一座远东寺庙的门"。这件泥塑有9厘米长，6.5厘米宽，8.2厘米高。在深蓝色地毯上，有四根排列为方

111

---

1 油画《市井一角》（Ta Matete）。

形的淡茶色圆形梁柱，在这四根梁柱上，铺着另一层各色混杂的地毯。在第二层地毯上升起两根茶色圆柱，它们勾勒出红色的大门。这个门有两个门扇，在门的中间位置有两个蓝色的锁，两个门扇中间有一条明显的缝隙。两根圆柱支撑着一个只保留了三角楣部分的绿色屋顶，三角楣的两个斜边上各有三个凸起。正是依靠一根直径为门框圆柱两倍的深蓝色的巨大梁柱的支撑，门才能够保持竖立。这个比门更高的梁柱在后面支撑着门。一个有两级台阶的狭窄楼梯将蓝色地毯和门连在一起。有一个人坐在第一级台阶上。他的身体很粗糙，是深蓝色的；胳膊交叉在胸前，两条腿吊在台阶上，没有碰触到蓝色地毯。另一个人打着莲花坐，坐在左侧的门柱旁边。

瓦雷娜："我想要呈现的是墓地的门，我在卢浮宫看到过。"

我："一个皇家的墓地？"

瓦雷娜："是的，一个大人物的墓地（沉默）。巨大的圆柱（沉默）。石头的浅浮雕上雕刻了奔逃的羚羊。真是个非凡的时刻。"

瓦雷娜摆动着她的腿，交叉又分开，反复多次。之后，她睡了几分钟。醒来的时候，她说："我刚刚睡着了。在圆柱之间，有一个佛陀的化身（沉默）。他蹲着，有很多只手。表情令人琢磨不透。打着莲花座，沉浸在冥想中（沉默）。孩子对一切都感到好奇（沉默）。守卫者让这个孩子进来了。他知道这是一个朝圣者。"

　　我："他是个男孩吗？"

　　瓦雷娜："啊，是的（沉默）。不过，如果是女孩的话，也是一样的。"

　　她从躺椅上坐了起来，目光迷茫，不知所措。

112　　瓦雷娜："我在寻找看不见的滴答声。[1]啊，它是从隔壁房间传来的。"

　　瓦雷娜向我介绍她的泥塑作品："一座远东寺庙的门。"由此，一座寺庙的空间出现在了话语层面上，而这座寺庙理应拥有一扇门。当存在某个空间的时候，人们才会提到属于这个空间的门。在语言领域中，瓦雷娜将这个空间称为"寺庙"。然而，她所呈现的只是一个外立面，在两根立柱之间，她并不希望看到一个想象的内容的出现，但是，她确定有一个内容，就好像这个内容真实地存在于那里。"在圆柱之间，有一个佛陀的化身（沉默）。他蹲着，有很多只手。表情令人琢磨不透。打着莲花座，沉浸在冥想中（沉默）。"由此，这座寺庙有了内容。但是，既然病人谈到了某个没有被呈现出来却被当作真实存在的东西，我们就应

─────────────

1　原文如是。

该把"佛陀的化身"看作是非真实的。而且，病人是在睡了一段时间之后，才谈到了这个没有被呈现出来的内容。与此同时，她引入了佛陀，并不是作为"被（泥塑）呈现出"（représenté）的佛陀，而是作为"在场"（présent）的佛陀。

瓦雷娜试图通过没有呈现出来的佛陀的形象，去补全这个被削减到只剩外表的寺庙，与这个尝试相对应的是另一个正在酝酿的尝试，它是以泥塑中真实呈现出来的东西为出发点的。守卫者允许一个孩子进入寺庙内部。"孩子对一切都感到好奇。"这里的一切都是内容吧，完整且真实的内容？

目光迷茫不知所措，瓦雷娜在寻找着"滴答声"的方向，发现了一扇门并提到了"隔壁房间"。有可能进入这个"隔壁房间"[1]的内部吗？

3　有立柱的房子

在第二十八次会谈时，瓦雷娜带来了一个有四根立柱的房子。

"我原本打算做一个楼梯的。反而做了这个房子。

1　我就不强调在这种情况下，如果是一个神经症病人的话，分析师会给出的解释了。

这是他的两个女人。"[1]

在我看来非常重要的是，这是她第一次在一个"封闭的"空间内呈现了三个人。我首先尝试去描述这个作品，再尝试去了解隐藏在作品之后的动力是什么：在10×15厘米大的深蓝色地毯上，竖立着三个红色方块，形成了楼梯的三级台阶。另外两个台阶形状的红色方块叠加在这个楼梯上，整体看上去像是一座桥。有四根红色柱子位于四个角落。柱子是方形的，比较粗重，上面顶着红色的球体。一个淡茶色平面象征着楼板，第二层象征着屋顶，四个红色球体高过了屋顶。有一个棕色的男人，他的胳膊肘支撑在最高的第一级台阶上，瓦雷娜称他为"房间的主人"，他坐在地板上。在他身后，位于左侧的两根立柱之间，瓦雷娜向我指出了"一个朝向外部世界的女人"；地板上坐着一个背对外部世界的女人，瓦雷娜称她为"朝向内部世界的女人"。这两个女人和那个男人[2]一样，都是棕色的。

我："哪一个是你？"

瓦雷娜："这三个都是（沉默）。全部。我和他们一起生活。我感觉到某个人正在离开。这是我的房间。"

我："这个人要去哪里？"

114　　瓦雷娜："显然是要去欧洲（沉默）。里边的女人

1　原文如是。呈现出来了第三个人物。

2　在我看来重要的是，棕色第一次出现在这个"三元情境"中。

没有穿连衣裙。我没有充足的时间。她应该是站着的。
这就是为什么我做了两条腿。这仍然是一个女人（沉
默）。如果她穿着一件半身裙的话，就不需要做脚了。
我们还是能够看到一条腿的。一件半身裙和两条腿，
这是肢体的残缺。这就是为什么我做了半身裙却没有
做脚，做脚要难多了。”

我：“这两个女性的角色是什么呢？”

瓦雷娜：“那个外面的女人，男人为她感到骄傲。
里面的女人，男人需要她（沉默）。所有这些都发生在
一个已经消失的遥远国度。这两个女人之间的关系没
有意义（沉默）。外面的女人，在肉体层面上爱着他。
里面的女人，会竭尽全力让他幸福。外边的女人应该
会深受喜爱（沉默）。这是一个女人非同寻常的两面。”

在此，瓦雷娜向我呈现了一个“三元情境”。“所
有这些都发生在一个已经消失的遥远国度。这两个女
人之间的关系没有意义。”她向我呈现了一个男人和两
个女人，很明显这两个女人彼此之间相互对立。她们
两个都扮演着女性角色，但是，就好像她们其中的一
个，只有在另一个扮演了相反的角色时，才能够去扮
演自己的角色。在“朝向外部世界的女人”和“朝向
内部世界的女人”之间，上演着无休止的对立。这两
个女人构成了一个整体。男人离开了。来自这两个女
人之间对立的动力学没有能够“开启”矛盾双重性的

世界。这个矛盾双重性的世界是封闭的。"这两个女人之间的关系没有意义。"

现在让我们来看一下这两位女性的身体，"朝向内部世界的女人"有两条腿，以便可以保持站立。她不需要连衣裙。她展示着她的身体，但是这个身体却没有生殖器官，就像一具男人的身体。"朝向外部世界的女人"穿了一条半身裙。出于这个原因，她不需要双脚。鉴于"朝向内部世界的女人"会让男人幸福，我们几乎可以得出结论，即双腿[1]对于使男人幸福而言非常重要。

"一件半身裙和两条腿，这是肢体的残缺。"我们如何理解这一模糊的思考呢？她把同时呈现出双腿和半身裙的女人的身体称为"残缺的"。因此，在这个情况下，所产生的并不是相反两面的分离，而是一个包含了"两极"的统一体。但是，这个两极性是危险的。瓦雷娜将这样一个统一体视作一种"残缺"。由此，我

_____

1 在治疗进行了七个月之后，我可以观察到，在瓦雷娜看来，双腿代表了原初的生殖器官。我非常清楚，有些分析师会指责我系统性地忽视了需要对病人的这类联想所做的解释。我想在此再一次强调，我所面对的是一个精神病的材料，它并不是通常的联想。同样，谈论与三个人相关的认同是非常荒唐的，例如："朝向外部世界的女人""可能代表"病人的母亲，或者病人自己扮演着那个"朝向内部世界的女人"，又或者"男人"可能是瓦雷娜的父亲。在这一结构化阶段，我的工作只采用符号性图式，通过这些图式，精神病世界的经验得以表达。

们可以认为，我们所面对的是毁灭力量的中心点。

　　我得出的总结是："三元情境"被摧毁了，又以一种残缺的图式出现。不仅这个房子被缩减为楼梯和四根立柱，而且房屋中的这三个人的关系也不是三元情境，而是二元情境。这个二元情境是模糊的。一方面，它由离开的男人和屋里形成"一体"的两个女人所构成；另一方面，这两个女人彼此之间通过一种强迫性[1]的动力游戏相连。所以，这里所涉及的并不是生殖器期的三元情境。如同在青春期精神分裂症患者那里一样，它涉及的是一个被毁灭的三元情境。无论如何，这个摧毁所运作的方式，与我们在青春期精神分裂症患者[2]那里观察到的完全不同。苏珊娜面对的是两个截然分开的水盆。苏珊娜有勇气去承认其中一个

1　这个"二元情境"从根本上区别于拉康在讨论神经症时所描述的"镜像的"情境（雅克·拉康，《镜像阶段作为"我"的功能之构成者，如同精神分析经验向我们揭示出来的》，载 *Revue franç. psychanal.*, tome XIII, n° 4, 1949, p. 449-455）。镜子并不会把瓦雷娜所呈现出来的两个女人引向"欲望的王国"。我们无法谈论想象世界的延展。瓦雷娜所提供的有关这两个女性的信息，联系着一个无机的、非真实的世界。而我想要做这样的评论：在这两个女性之间所存在的强迫性连接，阻止了病人去分开她们，而这一强迫性连接可能会导向一种被拉康称为精神病人在镜像阶段所具有的"实在的形象"，它与想象的镜像相对立《精神分析研习班》，圣安娜医院，1954—1955。参见第三部分，第4章，第3节。

2　参见第85页。

水盆是她的。尽管这个选择只涉及物体，并且以一种
隐含的方式[1]包含着对伴侣的选择，但是，苏珊娜通过
这个选择进入她自己的历史当中。瓦雷娜没有办法通
过三元情境这一关，因为她无法在两个女人之间做出
选择。事实上，男人离开了，而这两个女人的两极统
一体——以半身裙和双脚的图式——导向了一种"残
缺"。由于无法选择，瓦雷娜仍然不能在治疗的这个阶
段进入她自己的历史。

117　　4　蓝鸟

　　在第三十次会谈时，瓦雷娜带来了一个很有意
思的泥塑。这是一个帐篷。它的三面是淡茶色的，第
四面是红色的，在上方三分之一处有一个长方形开
口。在这个"窗子"里边，我们可以看到一个白色身
影，手里捧着一只蓝色的鸟。这只鸟的头靠着白色身
影的前胸，尾巴搭在窗沿上。在帐篷前面，有四把长
椅立在黄色地面上。一位白色观众坐在第一排，另两
位（分别是绿色和红色）坐在第二排。两位观众，分
别是红色的和黄色的坐在第三排，最后一位灰色的坐
在最后一排。其他地方都是空着的。整体泥塑有13厘

───────

1　参见第86页。

米长，6厘米宽，6厘米高。瓦雷娜告诉我她非常熟悉佩罗（Perrault）的一个故事。这个故事讲述了一段伟大的爱情，以及一只蓝鸟变成了迷人的王子。我鼓励她给我讲述这个蓝鸟的故事。

瓦雷娜："它来自仙女的国度，因为它是蓝色的（沉默）。它的声音非常美妙（沉默）。"

我："它会说话吗？"

瓦雷娜："我觉得不会。它唱歌。"

我："当它进入人类国度时，遇到了谁呢？"

瓦雷娜："它后来在城堡中的一个漂亮的鸟笼里。那里有一个女孩，她觉得这很神奇，并且梦到了它。我不太记得具体发生了什么，魔咒被解除了，但是，它变成了一个王子。"

我："这是她要求的吗？"

瓦雷娜："有可能是因为她很同情笼子里的它，也有可能是因为她对它很感兴趣。"

我："那么王子保留了某些作为鸟而存在的东西吗？"

瓦雷娜："鸟的声音；如果不是这样的话，就不够 118 可爱了（沉默）。需要有一个没有中断的连续性，但是一开始，它并不讲话。否则，对于公主而言，就太富有戏剧性了。如果它会说话，就失去了大部分神秘性。"

现在让我们尝试去理解这次非常重要的会谈。来自仙女国度的蓝鸟，在变成王子之后，保留了它的声音，以便有一个未被中断的连续性。而一开始，它并不会讲话，因为对于公主来说，它要保留某种神秘性。这意味着什么呢？病人还不能够"允许"一种转变发生：当放弃了在鸟的身体当中的存在之后，这个转变赋予鸟以声音和讲人类语言的能力，而这个能力是进入人类历史时间维度的条件。瓦雷娜只承认身体图式的转变。尽管这个图式变成了人类的图式，但与此相关的"内容"却总是联系着鸟的存在。因此，人类的身体并没有人类居住。但是，这种转变也仍然在准备过程中。当然，引向人类存在开启的话语还并不存在；存在的是，嵌入到未被中断的连续性中的歌唱。重要的是，病人认出了并要求这个连续性。所以，我提议把鸟的歌唱看作是一个碎片，看作是来自于正在转变的身体时间经验的碎片。

考虑到时间经验这个问题第一次基于身体的连续性而被提出，我把会谈的频率由原来的每周三次调整为每周四次。经验告诉我们，在治疗初期，让非常严重的违拗症精神分裂症患者，维持一种过于频繁的会谈节奏，是没有用的。

第3章

花–人的幻想

1 花–人塑像的非真实特征

在接下来的两个月中，分析治疗非常困难。当然，某些泥塑［很好地］呈现了分析的进展；但这一进展导向了一个非真实的世界。只有呈现了人类身体某些部分的泥塑，让我可以进一步深化分析工作。瓦雷娜给我带来了一只红色的[1]"孩子的手"（第三十八次会谈），一只白色的"老人的手"（第四十三次会谈），以及白色的[2]斯芬克斯头像（第五十三次会谈）。但是，我无法在身体的这些部分和整个的身体之间建立起连接。当白色[3]占主导的时候，病人的阻抗就增强了，而且负

---

1 作者添加的。
2 作者添加的。
3 见第100页，注释1。

性移情也威胁着工作的进展。

"我自己的一部分并不想被治愈。"（第四十二次会谈）瓦雷娜是通过一件泥塑发现这一点的。第四十二次会谈时，瓦雷娜给我带来了一个白色胶泥方块，它伸出了两个巨大的角，分别代表着"罪恶的道路"和"永福的道路"[1]。这里的身体并不像在青春期精神分裂症患者那里是被切分为两半的，并没有。这两个"角"连接着作为同一个整体的胶泥块。其中一个角代表着"罪恶的道路"，另一个角代表着"永福的道路"，它们所指的方向完全相反。方向相反揭示了一个强迫性结构，它代表着矛盾情境中的两个无法分离的元素。在青春期精神分裂症患者那里，我们观察到的是原初模式，[2]如果把这个"强迫性模式"与原初模式相对比的话，我们可以把"白色胶泥块"的"强迫性结构"看作是静态的。瓦雷娜并没有发展出在"罪恶的道路"和"永福的道路"之间的动力学。她只看到了在两个相对立的事物之间存在着一种逻辑关系。这种精神内容不具备重要性，也没有以动力学的方式得到发展，而在青春期精神分裂症患者那里，原初模式[3]以动力学的方式发展。

1　在祝圣的意义上。

2　见第41页及之后。

3　见第65页及之后。

为什么不能以针对严重强迫性神经症的经典分析方式来继续这个分析呢？这是不可能的，因为在瓦雷娜那里，身体形象中的图式和内容的交互关系是严重紊乱的。这与强迫性神经症的情况不一样。当然，对于强迫症而言，在身体形象的层面上，存在着非常强烈的紧张性，会导致"碎片化"的体验，但这些碎片化的"部分"[1]仍然能够被视为身体的部分。正如塞尔日·勒克莱尔[2]的著作所表明的那样，这会在强迫性神经症的情况下产生脆弱的身体形象。尽管我采用了其他途径，但也获得了同样的结果。

我认为，强迫性神经症病人的困难可以在其与客体的关系中得以定位，并且应该在更深层的身体形象的混乱中去探究这些困难。然而，如果强迫症患者重新找到了他的身体形象，那么图式和内容的关系就不再是混乱的了。相反，在我的这个病人这里，我看到了这个关系中的断裂，[3]因为作为内容的具有体验的身体是丢失的。在强迫性神经症患者那里，内容是受抑制的，但并没有被毁灭。我认为，这个视角可以启发一些细微的思考，可以让我们进一步去探索强迫性神经

121

1　对于弗朗索瓦丝·多尔托的讨论，见第 27 页注释 7 和注释 8。

2　塞尔日·勒克莱尔（Serge Leclaire）《强迫症结构概览》，圣安娜精神分析研讨班会议，1954 年 12 月 16 号，巴黎；《强迫神经症中的怀疑的想象性功能》，1955 年的精神病学访谈，Paris, Arche, 1956。

3　见第 129 页。

症和精神病之间的边缘状态。

花-人[1]塑像让我可以更深层地探索身体形象的图式和内容之间被扰乱的关系。在一个纸盒子上面，覆盖着一张紫色的纸，这让它看起来像个方块，上面坐着一个红色的、高12.5厘米的身体。让我感到惊讶的是，她选择了与"燃烧的房子"[2]泥塑中相同的红色和紫色。在那个泥塑中，红色火焰从被烧毁的紫色墙壁中冒了出来。

我现在尝试着描述这个半身像。［我们看到］两只很长的腿，膝盖弯曲，双脚贴在地面上，脚后跟贴着那个胶泥块的底部。让人印象深刻的是，瓦雷娜每次都会把她的雕塑作品放置在一个胶泥制作的基底上，而这次却放弃了制作一个隔离的保护层。脚是一整块，没有区分出脚趾。大腿上部的皮肤有很多"褶皱"。这个人好像没有性器官。其背部是人类的背部，一直延伸到脖颈处，但脖颈并没有呈现出来。这个人的肩膀宽厚，但没有双臂。盆骨很窄。脊柱和双肋都被塑造了出来，尤其左肋被清晰地雕刻了出来。请注意，这个雕像没有头、脖子以及双臂。

122

1 感谢佩斯科（S. Popesco）先生（巴黎的牙科医生）在翻印照片上给予的合作。
2 见第104页及之后。

　　这个半身像与一个没有反映出被精神病所摧毁的世界的半身像相比，其间的区别是什么？瓦雷娜以一种非真实和完全非器官性的图式，呈现了胸部和腹部。背部上端呈现出一个精细雕琢的三角形。半身像的前面像一枝巨大的花朵般绽放，花瓣一直舒展到肩膀的高度，然后，又下行至耻骨的位置。在这个位置，花瓣向内部卷曲，延续了从外部开始的运动的力量。这个"回转"点同时也是一个支撑点。在这里生长出了一片新花瓣。它经过了非常细致的雕琢，呈现为波浪状，填补了内部空间。外部的花瓣和内部的花瓣在肚脐的位置重合。因此，在外部和内部的花瓣之间有"两个接触点"：由内部的花瓣构成了一个内部的开放空间，在肚脐的位置闭合了；外部的花瓣也是在同一个位置"开始"和"结束"的，它的开口更大，在耻骨位置转了"半圈"，和内部的花瓣相连。乍一看，这个雕塑有着非常明显的非真实特征：清晰可见的躯干，中断的大褶皱。一共有三道褶皱，在某些地方甚至有四道褶皱，这些褶皱的深度有躯干的一半那么深。因而，这给人的印象是一个巨大的褶皱的腹部，它的基座是由外部花瓣构成的，它在耻骨区域转了弯，并且向前方凸出来，没有支撑。

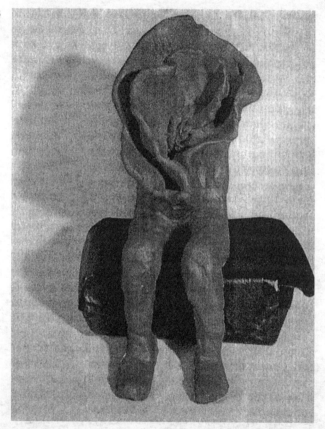

花-人

2　作为原初动力模式的花 – 人

124

在第五十八次会谈时，瓦雷娜再次带来了她的这件作品，并且向我解释道："这是人的腿，我不知道在腿上面需要放什么。会有某个东西的。我不知道它是什么，这个东西可能变成某个存在，但不会是一个真正的人。有好几天了，它在我的脑袋里反复纠缠（沉默）。我对你很愤怒。它慢慢就过去了。我问自己，如果人类不是像他们现在所是的样子，他们会是什么样的？当我提出这个问题的时候，人们嘲笑我。显然没有解决方式。"

在第五十九次会谈中，瓦雷娜告诉我，她决定继续这个治疗。一年以来，她第一次收拾了衣橱，并且思考着新学年。然后，她再次谈到了昨天带来的那个塑像："我那天带来的小样（type），下面的部分是等待着会变成什么的原材料。它并不是设计出来表现什么的（沉默）。所有这些都在他的内脏上。正因如此，它看起来是这个样子的（沉默）。有病人可以把他们想到的东西都说出来吗？"

"等待着会变成什么的原材料"，这个关于昨天的那个"小样"的评论，让我期待"燃烧的房子"有一天也可以"安置家具"进去。事实上，这个燃烧的房子[1]让瓦雷娜得以认识到被摧毁的内容。如果说这个"小样"与房中的火焰使用的是同一种颜色，这只是一种偶然吗？"房子，是我；火，是什么呢？"这是病人对被摧毁的内容所作的回应："等待着以什么面目出现的原材料。"但是，我们也可以建立另一个联系：请注意，在会谈中一向一动不动的瓦雷娜，那天她问火的实质，开始明显摆动她的双腿。而瓦雷娜把这个"小样"的"腿部"描述为"等待着以什么面目出现的原材料"。腿部的冲动性运动——在由火所代表的毁灭力量的背景中——与男人雕塑中对腿部的呈现，这一重叠在我看来非常重要。身体，作为具有体验的身体，在作为肉体的一部分当中呈现了出来。另一件同样重要的事情是，这部分材料处于潜在的状态，而不是现实的或者已经生效的状态。"它并不是被设计出来表现什么的"，只要原材料是可用的就足够了。在瓦雷娜有了这样一个认识的当天，她表示愿意继续治疗，这并不是偶然的。瓦雷娜是否感到了在她自己那里也有等待着想要成为什么的原材料呢？

"所有这些都在内脏之上"，这是瓦雷娜第一次谈到了身体的内部。但是，瓦雷娜呈现这些内脏的方式是，它们与外部世界保持着一个开放的关系。因此，

1　泥塑呈现出了一个非常丰富的红色。

在图式和相对应的内容之间，并没有一个清晰划定的界限。我提议，把这个居住在世界中的方式称为"花的状态"。我是这样描述这一器官的开放的，通过一个"你中有我我中有你的存在"（êtrel'un-dans-l'autre 法；*Ineinander-Sein* 德），它让与大气融为一体成为了可能。另一方面，我根据之后发生的事情，去理解以花的方式存在。在瓦雷娜给我带来了"花－人"雕塑的那次会谈中，她也给了我另一个泥塑：一朵环绕着七瓣花萼的白色睡莲，漂浮在蓝色池塘上。有意思的是，在这次会谈中，她首先谈到了这朵花："这是一朵能给它自己带来幸福生活的花。是一朵需要各种各样的装饰的花（沉默）。我的手中从来没有捧过一朵这样的花（沉默）。另一个，我不知道它代表着什么。是人的双腿。"

瓦雷娜在同一次会谈中，还带来了一朵水生的花和一个与"内脏"有关的"原材料"，我认为这非常重要。她还无法呈现一个将内脏内部化的身体。对于瓦雷娜来说，生命只有在一朵花的图式下才是可能的，它依靠与水以及双腿的连接而生活。

同样重要的是，在第四十九次会谈中，她提到了身体的消化功能，而这也与花朵的状态相关。这次会谈时，她带来了一枝巨大的蓝色花朵，花朵内部有红色的赘生物。她把这个作品称为"吞噬的花朵"。

简而言之，我们可以说，花－人雕塑的非真实性特征表现在将人的身体与花的"身体"的结合中。我已经提到过，瓦雷娜倾向于把异质的部分结合在一起，比如那个有着两个角的胶泥块，其中一个角代表"罪恶的道路"，另一个角代表"永福的道路"[1]。这一将两种内容对立起来的强迫症结构的模式是静态的。相反，花－人塑像所包含的，不只是存在于两种内容之间的静态关系：花－人雕塑表达了拥有肌肉线条的男性肉体（Leib）和"内脏"之间的张力。静态模式让位于动力学模式。但是，就目前来看，这个动力只是以潜在的、暗含的方式存在，它还没有生效。在我的青春期精神分裂症患者那里出现的原初模式，以动力学方式在我的眼前发展出了飞碟模型，这和静态模式相比有着根本差别。不过，花－人雕塑的原初模式所暗含的动力，已经是结构化的基石了，因为病人第一次谈到了"等待"去填补身体的内容。身体形象的主题是这样被宣告的。也是出于这个原因，我之后会提到花－人的幻想（phantasme）。

这个幻想导向了符号世界：对于某个还不存在的事物的认识；对某种不在场的事物的呈现；一个等待着其内容的图式。然而，花－人的幻想同时也打开了

1　见第120页及之后。

想象的世界。[1]在精神病治疗中，对一个幻想[2]的选择会
让我们进入想象的世界和符号的世界，也由此开启结
构化过程。

为了展示花－人雕塑是以何种方式打开了通往想
象世界的道路，我提出这样一个问题：花－人的"内
脏"是否只是真实地呈现了内脏？它们被放在双腿上
方，从背部涌现出来。如果我们仔细观察瓦雷娜塑造
内部花瓣的方式，会发现它与女性性器官明显相似。
不仅有大阴唇和小阴唇，它们可以"打开"的特质也
非常相似。但内脏的这一"女性"特征同样也伴随着
阳具性的一面。就像我在上文[3]描述的，"内脏"底部的
一个显著特征是，外部花瓣的再折回处是向外突出的，
从侧面看，它以令人印象深刻的方式表达着它的阳具
性特征。因此，花－人的图式让我们可以去谈论"身
体"（Körper）的双性特征。在这个治疗阶段，瓦雷娜
还无法认识到这个双性面向。所以，我放弃了去分离
这两个元素，而在青春期精神分裂症患者那里，我通
过把飞碟拆分为男性的和女性的元素，完成了这个分

128

1　关于表象的功能，见第76到77页。

2　如我在上文（第76页及以后）所提到的，对于幻想的选择，在精
　　神病个案中与对身体的使用有关，而在神经症的治疗当中，我们
　　可以发现它与非常早期的客体关系的幻想有关。在这两种情况中，
　　分析治疗工作的有效性建立在动力图像上。

3　参见第86页及以后。

离。瓦雷娜会承受不了这种干预，因为内容[1]还没有充分发展起来。

但是，花－人的双性图式将瓦雷娜导向了如下的联想，这些联想超越了图式[2]问题，打开了人际关系的领域。为什么瓦雷娜在这次非常重要的会谈之后，提出了这个问题："有病人可以把他们想到的东西都说出来吗？"我们是否可以设想"内脏"同样可以承担起她所不能讲的功能，即性别化功能？这样的一个思考把我们引入了想象的世界，引入了人类欲望的王国，这在严重的强迫性神经症和精神病那里是被遮蔽的。

3 与花－人"对立的一极"

在带来花－人雕塑的两次会谈之后，瓦雷娜在第129六十次会谈时带来了一个白色头像，雕塑高7.7厘米。这个头像没有眼睛，没有耳朵，也没有嘴巴。脖子连接在一个初具雏形的胸腔上，胸腔延伸为一个8厘米宽的毯子，这个毯子向内卷了两圈。

---

1 当我们把双性符号拆分为不同的元素时，应该非常谨慎。它们对于不再分裂的身体形象而言，是最初的芽细胞。如果双性特征以动力的和明确的方式出现在身体形象当中，就如同在我的青春期精神分裂症患者那里一样，我们就可以把双性的身体形象拆分为两个单一性别的元素了。

2 见第72页。

瓦雷娜："这个与另一个小样正好相反。他已经拥有了所有他可以成为的东西。这是从相对立的一极出发去看的（沉默）。在两极之间有一个断裂。我不知道这个断裂是什么。"

我："你如何称呼这两极？"

瓦雷娜："从表面上看，我们也许可以说：一个脚下有土地，另一个则没有（沉默）。从更深的层面来看，我不知道。我感觉第一个在生活里得心应手，这个则做不到这一点。第一个有一个座位，而这个并没有（沉默）。他毫无生气。我们不知道他会变成什么。他的头上甚至没有感觉器官。他没有眼睛，没有耳朵，也没有嘴，他没有器官。"

我："这个毯子呢？"

瓦雷娜："这是毯子里的内容。他不知道他的材料什么时候可以组织起来（沉默）。另一个，他有一个基底，这个并没有。"

因此，是瓦雷娜自己将我们引向了她那关于世界的概念当中的存在于图式和内容之间的深层辩证法。"在两极之间有一个断裂；我不知道这个断裂是什么。"这个白色的"没有器官的"人没有基底，以及"做不到这一点"。他唯一拥有的是这个包含了"一切"的毯子。但事实上，在这个被卷起的毯子当中什么也没有。唯一可以组织起来的"材料"，在真实世界中并不存在。瓦雷娜非常清楚这个"小样"没有基底，并且他也无法存在。对于他而言，没有任何可以发展的可能性，因为"他已经拥有了所有他可以成为的东西"。一具丢失了其内容，也因此丢失了未来的可能性的身体（*Körper*）。有可能产生的唯一"组织"导向了一个非真实的世界。在另一极，花－人则展现出了一种处在等待状态的原材料。他"独自"就可以居住在他的身体当中，也由此进入真实存在的历史当中。

4 身体性化的可能性

在第六十次会谈的时候，瓦雷娜不仅开启了身体形象的图式和内容之间的辩证法，也成功地切入了有关"材料组织"的问题。

瓦雷娜："所有这些都代表了对人来说最基本的东西，我认为（沉默）。因为在以表象的方式重现对人来说有生命力的东西的同时，它们无法相互连接在一起，以便让一个人成为一个人，我不知道这些问题如何得到解决（沉默）。也许在我们所拥有的这一点点自由当中，它们最终能够成功地发展与人相关的某些能力。"

我："例如，你可以告诉我其中一个能力吗？"

瓦雷娜："我不知道（沉默）。所有构成人的某一

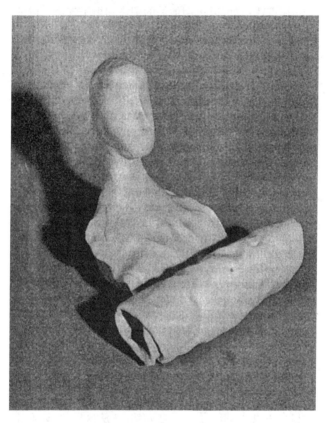

与花–人"对立的一极"

部分而又不属于物理力量领域的（能力）。"

我："比如呢？"

瓦雷娜："可以运用他们的圆满和男子气概。以他的智力对某些动物全部或部分掌控。对他身上的所有同情力量的掌控（沉默）。全然的男子气概或者全然的孕育能力。没有多少人可以成功地做到这些。"

我："你谈论的这些人是一些性别化的人吗？"

瓦雷娜："不，它们[1]可以成为一个男人或者一个女人（长时间的沉默）。实际上，我们是性别化的；就是因为这个原因，所有这些都不成立了（沉默）。我不知道如何才能将这两条路连接在一起。"

我："啊，这是你所面临的问题。"

瓦雷娜："当我看着他们的时候，他们不是人类存在；是两个等待着的存在。不，他们不是性别化的（沉默）。事实上，也许我缺乏勇气去区分他们。"

瓦雷娜并没有以抽象的方式将"罪恶的道路"和"永福的道路"[2]对立起来，而是对我说，从这个雕像中可能诞生一个男人或者一个女人，因为男人的观念当中包含着女人的问题，反之亦然。"从这里[3]可以诞生出一个男人或者一个女人"，身体形象以一种矛盾两重

1　白色的头像。

2　见上文第120页。

3　见第130页，注释1。

性的动力呈现出来。"事实上，也许我缺乏勇气去区分他们"。瓦雷娜所谈到的这个断裂是对女性身体构成的"不 – 知"吗？这个"不 – 知"阻碍了她去选择她的性别吗？她作为女人的存在，从来没有在她的身体中被体验过，因为在这一发展过程中，某个东西被阻塞了。也许抑制的力量在于"勇气的缺乏"？缺乏勇气在性别特征中去承认性别化的存在。

把我在青春期分裂症患者那里观察到的紊乱与这些紊乱进行对比，我们可以看到，在一个未被承认的图式的位置上（这个图式作为不指涉内容的"符号"），出现了另一个完全不同的东西，它显得非常违拗：不足以为一个给定图式填充内容。如何将瓦雷娜引向身体形象的图式和内容的相互作用，引向断裂的弥合呢？

第4章

反　抗

1　通过摄影对分析师身体的捕获

我们还记得瓦雷娜谈到花－人及其"对立的一极"的那次会谈，在会谈的四天之后，病人向我讲述了如下内容："爱和反抗。事实上，我本来应该成为一个反抗者。这可以追溯到我的青少年时期。我那时十三四岁。我本以为所有的事情都已经过去了，然而并没有（沉默）。在很多很多年当中，我都没能意识到这一点。这并不让我困扰。它以前并不那么活跃。我弄错了。"（第六十三次会谈）

在接下来的那次会谈中，瓦雷娜采取了一种她后来称为"反抗"的态度。她发明了一个与挂在躺椅左侧的挂毯[1]之间的游戏，在会谈中她常常长时间盯着这

1　见第100页。

张挂毯。病人用左手触碰这张挂毯，然后把手缩回到头的后面，她再一次接近这张挂毯，并且用手掌拍它。用左手重复两次这一有节律的运动之后，她把左臂放在躺椅上休息，抬起右臂触碰挂毯。她的右臂放在躺椅上休息，她就用左手触碰挂毯。然后，瓦雷娜站了起来，开始用她的右手在挂毯上画一个很大的闭合的圆。她找到她的手绢，用手绢去测量挂毯上的两个半圆花纹的间距。然后，她把手当作圆规，食指围绕着拇指画圆，与此同时，她会去计算与食指的轨迹相交的线条数量。

"重要的是食指和拇指的距离。"（第六十四次会谈）

这个与挂毯的游戏在接下来的会谈中继续着，瓦雷娜用一支铅笔测量了两个半圆的间距。然后，游戏停了下来，瓦雷娜第二次谈到她的反抗："金鱼也要通过反抗才从它的大口瓶当中出来（沉默）？你不觉得我们都是机器吗（沉默）？金鱼有一天会停止原地打转吗？还是这个大口瓶会让路（沉默）？你不打算回答我吗？"（第六十五次会谈）

出于她对反抗的需要，瓦雷娜提到了她在第五十次会谈时带来的金鱼。这条泥塑金鱼以红色为主，混合了各种其他颜色。金鱼的下腹部穿在一个别针上，被放在一个筒状的玻璃纸鱼缸里边，稳固地放在一块作为封底的蓝色胶泥上，上面也盖着一层蓝色胶泥。

134

在第五十次会谈中，病人给我带来这条金鱼的时候，第一次谈到了自杀："看，它在原地打转。它在寻找一个出口（沉默）。我知道有人会自杀。只要他们像这样被困住（长时间的沉默）。因为我不知道我是谁，我选择了这个混合的颜色。"（第五十次会谈）

我们先将与金鱼认同的符号性深度放在一边。在金鱼泥塑出现的一个月之后，也就是第六十五次会谈，其本质可以归纳为：瓦雷娜在询问金鱼是否可以通过反抗获得自由。她将反抗的状态与关于机器和生命关系的问题对立起来。

拯救金鱼的两种可能性与两种提问的方式密切相关：一种从金鱼出发（即从内容出发），另一种从鱼缸出发（即从图式出发）。

"金鱼有一天会停止原地打转吗？还是这个大口瓶会让路？"（第六十五次会谈）

在我还没有提供与答案相关的任何线索的情况下，瓦雷娜在下一次会谈中就提出了一个解决方式：她带来了一只蓝色长颈鹿，它长着红色的眼睛，高 10.5 厘米。她把这件作品放在桌子上，询问我能否在房间里拍照。

"看，一只长颈鹿。它可以从鱼缸当中探出头来。"（第六十六次会谈）

注意到这一点很重要：瓦雷娜首先向我请求在房

间内拍照的许可，之后才介绍了通过身体的转换而代表着金鱼的"解脱"的长颈鹿。因为身体在内容的意义上已经发生了转变，大口瓶所具有的框架就可以被打破了。

四天之后，瓦雷娜带来了一件童年纪念物。当她向我讲述她看到姐姐挨母亲打的时候，她剧烈摆动着双腿。

"那天在医院里，我听到一个小孩儿的哭声，想到了这件事情。我之前完全忘记了这件事。你认为这有助于重建那座房子[1]吗？但是你不知道这是如何发生的，也就是说，我的大脑变得一片空白。我停止了所有联想。慢慢地，我被掏空了。十年之后，我才明白这一点。我没有任何记忆了（沉默）。你无法想象我曾经过的生活是什么样的（沉默）。不再有背景了。有一些我不知道的事情（沉默）。因此，我解离[2]了。我没有任何东西可以吃。我就是这样活下来的。"（第六十七次会谈）

由此，瓦雷娜承认了她在"内容"的意义上丢失了她的肉体。三天后，她带着一部相机、一个三脚架以及一个光敏电阻来到了分析室。我安静地坐在我的扶手椅上，她脱掉了鞋，跪在房间的地上，以便测量我的扶手椅与放在三脚架上的相机的距离。她叫我不

1　指燃烧的房子。见第104页及之后。

2　"解离"这个词是病人自己说出来的。

要动，并且给我拍了一张照片。然后她变换了位置，拍了挂毯。拍照结束之后，她在房间里游荡，目光空洞。

"真可惜，我不能拍摄你的声音。"[1]

在接下来的那次会谈（第七十一次）中，瓦雷娜告诉我，她的裙子完全被雨水打湿了。在整个会谈期间，她都蹲在一张扶手椅后面，这张扶手椅摆在房间的一个灰暗隐蔽的角落中。我请她注意她对我的态度，前一天是非常积极的，而现在则完全转向了相反的一面。

如何理解瓦雷娜在她拍摄的照片中将我"斩首"呢？照片中呈现的分析师就像花-人塑像：两条腿以及在胸膛部分被截去的躯干。

137 　　我的总结是：通过像一名"反抗者"那样生活，瓦雷娜改变了她"金鱼般的存在"——它被体验为在鱼缸内部围绕着自身不停地打转——而采取了长颈鹿的姿态。她为我拍照，而照片却只呈现出了双腿和被截断的身体躯干，她释放了她的攻击性。通过拍照，

---

1 四个月后，病人发现了声音中所包含的丢失的内容。瓦雷娜向我讲述了她所碰到的困难，那是在一堂形式特殊的歌唱课上。旋律伴随着肢体的动作。"我，我忘掉了旋律而保留了肢体动作。其他人，当他们跟不上的时候，他们停下了胳膊的动作，但是继续在唱歌，而我，我会保留动作，却忘记了歌词（沉默）。我身后的那些老先生唱得非常好。当我继续在做肢体动作的时候，他们的声音进入了我的耳朵。这让我有一种奇怪的印象。"

她第一次成功地攻击了分析师的身体，而"对分析师双腿的承认"是否也会引导她朝向对自己身体的承认呢？

2　舞者

在为期五周的假期后，"爱－反抗"[1]的主题再次出现了。在假期前的最后一次会谈（第七十三次）中，瓦雷娜给我看了她拍摄的我的照片底片，在假期之后的第一次会谈中，她让我把我的那张底片剪下来，剩下的底片她想要拿回去。可见，她正在为分析师的身体和病人的身体之间的分离做准备。这两个有生命的存在的分离，对她而言是如此困难，以至于她在第七十九次会谈的时候告诉我，她没有办法去自由地塑造出现在脑海中的东西。如果她想要这样做的话，她就必须自杀。瓦雷娜叫我"妈妈夫人"，她缩回到房间里的一个阴暗角落里，蹲在地上哭泣。

接下来的那次会谈，瓦雷娜成功地接受了她对于分析师的防御性反应，并且开始在更深层的精神层级中去分析它。

"我是人们从长颈鹿上取下的一小块。正因如此，

1　见第133页。

138　我想要给你拍照。因为你的双腿向我表明你只是一台压路机。至于其他，我在你存在的方式中发现了一个不同于照片所呈现出来的人。"（第八十次会谈）

病人重新回到了那个"断裂"，那个她在身体形象的图式和内容之间所发现的"断裂"。目前这个辩证法被移情到了与分析师的关系上。"等待着的原材料"变成了代表着压路机的"双腿"的"反抗"。病人所拍摄的分析师双腿的照片，只是呈现了反抗的这一面，它是一种可以创造内容的动力：把金鱼变成长颈鹿，以便让金鱼从封闭它的图式（也就是鱼缸）当中获得自由，这种转变的动力和反抗的动力是同一种动力。瓦雷娜自己说到，她只想拍摄分析师的双腿，却请求拍摄她这个人。她明白，在分析师那里存在着"另一个人"。因此，就有了"分析师的双腿"和分析师"这个人"。我们看到，同样的断裂在这里重复，即她在花-人雕塑和白色头像[1]之间所观察到的那个断裂。她成功地发现了一个统一体吗？在分析师的身体里，也在她自己的身体里？身体形象中的这个"断裂"是否可以治愈呢？但是，呈现一个没有断裂的身体形象是如此危险，以至于一想到自由地去做泥塑，她便谈到了自杀。如果她想认识到自己身体的统一性，作为整体的

1　见第129页及之后。

感知觉，她必须要经过死亡吗？

"我醒来是为了掐死你。"（第九十次会谈）

死亡首先是在分析师身体［的层面］被实施的。但不仅于此。瓦雷娜为分析师指定的死亡方式对应于她解离的身体形象：她选择了脖颈的区域，也因而再次重复了头部和躯干的分离。这个指向分析师身体的攻击性，足以弥合病人那里的断裂吗？病人身体的大脑神经和植物神经之间的分离引起了这个断裂。在承认了攻击的欲望之后，瓦雷娜提到了一个［她在她那里感受到的］空的状态："我一点一点地散开了、空了，变成了一个机器人。"（第九十次会谈）

两天之后，瓦雷娜带来了一件泥塑，它是一位"舞者"。

"我本来想呈现身体的平衡，但用这种胶泥做不到这一点。所以，我没有别的选择，只能呈现出这个粗俗的动作。"（第九十一次会谈）

紫色的女性身体做着劈叉动作，她的身体下边是巨大的红色花瓣。两个胳膊在头顶上方呈半圆形，双手相交。花－人泥塑的底座所使用的紫色，在这里被用作女性身体的颜色。这个身体是已经分化的，它表现了紫色水神[1]变成了一个真的女人，她有乳房和双腿，

139

1　见第102页。

盆骨发育良好。红色同样也在病人的泥塑作品中有着它自己的"历史"[1]。我们看到燃烧的房子这个泥塑中的火焰，以及花－人泥塑都运用了红色。舞者劈着叉，她身下的红色花瓣应该隐藏了某个东西。为什么这个姿势是粗俗的？瓦雷娜使用了"粗俗"这个词。这些花瓣隐藏了"身体下面"的燥热吗？

这个"舞者"是病人在接下来的两个月中带给我的最后一件泥塑。

140

3　将自慰整合进病人的历史

舞者泥塑让我可以进入瓦雷娜具有体验的身体的历史当中。病人把她的作品放在我面前，对我说："对我而言，你是一位真实的母亲，还是一位非真实的母亲呢（沉默）？如果我还没有完全疯掉的话，是因为我的身体帮助了我。我曾经尝试过智力层面上的解脱；但我没有成功。我的身体丢失了。这些年，我甚至不知道我吃了些什么东西（沉默）。在战争期间，我接受了对抗脂肪沉积的按摩。那时候，我遇见了自己的身体。一位技巧熟练的女性为我按摩。她把非常热的敷巾放在我的肚子上。后来有一天，我自己也尝试这么

1　毫无偏见地分析这类病人所使用的相同色彩的连续性及其与分析进展的关系。这项研究工作是值得的，并且成果将是丰硕的。

做。我发现了另一个世界；我高潮了。"（第九十一次
会谈）

瓦雷娜坦白说，她丢失了她的身体，而多亏了一
个女人为她做按摩和热敷，她重新找回了身体。高潮
的体验帮助瓦雷娜重新找回了她的具有体验的身体，
它是有生命力的肉体。她重新找回了丢失的内容。为
了不疯掉，接下来病人自己引发了这个感觉。一周之
后，她对我说："所有这些，我是在水的帮助下才发现
的。总是水。"

那位女性按摩师不吝运用热量——这个热度与水
的热量相关——让病人获得了身体的统一性，而那个
燃烧的房屋[1]中的火焰却引发了毁灭。我们可以假设，
不同的元素（水、火）产生的热量，会有不同的效果。
我们可以由此推导出，借助于水的热量，病人成功地
愈合了她身体形象中的裂缝？因为在这个热量和水的
热量有一个联系，她的母亲曾在温暖的羊水中孕育她，
之后也曾在温水中给她洗澡。我们是否也可以假设，
她从未体验过成人的性感受的发热感？因为在这种情
况下会发生毁灭，就如同燃烧的房子那样。

141

在下一次会谈中，瓦雷娜详述了她的发现："我没
有向你全面讲述我的发现。这不是一个全新感觉的揭

1　见第104页及之后。

示，不是；事实上我们可以不通过男人而引起这种感觉。我有过很多经验，我并不是纯真如白纸。[1]我不知道如何向你解释这一切。"（第九十二次会谈）

对自慰的发现成为对（可以独自享乐的）整个身体的发现。"这不是一个全新感觉的揭示，不是；事实上我们可以不通过男人而引起这种感觉。"我们可以把自慰理解为一种防御反应，这个防御变成了一个"断裂"，割裂了具有体验的身体的图式和内容。事实上，病人同时是"那个人"和"双腿"。但是，在两个存在之间的性活动中，其中一极是她通过自慰以解离的方式感受到的。

她在她的身体中所体验到的解离，位于一个更深的层级："我的身体中有两种欲望。这是它们第一次相继出现。第一个出现在昨天晚上；另外一个出现在今天早晨（沉默）。今天早上的这个欲望非常简单：它是肉体的，生理的，并且只与性器官有关。昨天晚上的那个欲望则完全不同（沉默）。它从乳房中产生，扩散到我的整个身体；我想要爱抚自己。"（第九十五次会谈）

由此，瓦雷娜发现了作为身体中的"两种欲望"而出现的两个"倾向"。她对我说："这是它们第一

---

1 请注意，每当一个年轻男人拥抱她的时候，瓦雷娜都感觉自己"石化"了。她曾经是处女，在与男人的身体接触中从来都没有感受过喜悦。

次相继出现。"放弃了原初模式所展现的身体永恒的两面，比如花－人泥塑，现在她成功地认识到了自己欲望的连续性。此后，花－人泥塑的下面的这个"部分"，在病人的身体中有了它自己的位置。如果没有对分析师的身体进行攻击，这个发现就不可能发生了。另外一个欲望从乳房展开，并且生成了爱抚的欲望。这意味着什么呢？一个与性器官相关的植物神经的冲动和一种温柔的感觉相遇了。因此，在"双腿"和"人"之间的这一"断裂"闭合了。在愈合身体形象的裂缝的同时，瓦雷娜可以居住在她的身体中，重新构建她的历史。

4　后记

身体形象中的解离被治愈后，瓦雷娜可以开始一个经典分析，这个分析在11个月后结束。她重新开始了学校老师的工作，并且非常清晰地认识到了自己脆弱和分裂的体质，她成功地弥合了彼－此、肉体（*Leib*）和灵魂。治疗共进行了一年半；其中严格意义上的结构化治疗进行了七个月。

第三部分　身体形象的时间整合及其与法则的关系

问题的提出

在本书的第一部分和第二部分，我们展示了当身体形象从形式或内容得以加工的时候，如何能够在精神病的废墟上找到立足之地。我们工作的目的是重建解离了的身体形象。在瓦雷娜和苏珊娜这两个病人那里，这一步是通过重新发现身体的两性形象而实现的。另外，我们还表明，决定性的一步——对单一性别身体的再认——是与"三元情境"有关联的。这种"三元情境"无法再于人类身体的关系中得到体验，在生活领域中也经常无法忍受，这是精神病的特征。青春期精神分裂症女患者向我们展示了，如何将三元情境的元素简化为精神病治疗中必不可少的结构性支柱。因为三元情境下的决定因素，正是患者面对另外两个"身体"（Körper）时，必须做出选择。然而，在梦中，青春期精神分裂症女患者最终处于两个长方形水盆前，她选择乳品商的水盆作为自己的容器。通过排除另一个水盆，她知道只有她所选中的水盆才是她的，通过这个选择，她作为女人走进了自己的历史中。

　　对于体验了身体被大面积破坏的违拗症患者而言，当她面对身体的两个部分时，且先讲身体的一部分，然后再讲另一部分，就进入了其历史。这是什么意思呢？这意味着当她想到身体的这一部分时，另一部分就没有位置了。它终结了"各个部分的可互换性"。一段时间后，当身体的其他部分被卷入，第一部分就不会与之混淆。通过精确指定身体的一个部分，另一部分则必然被排除在外。这个排除的过程也是一种选择。有了这一选择，同时性就不再可能了。在这个例子中，我们同样看到"非此部分"变成"一开始的那部分"，最终则成为"此后的另一部分"，而正是借此，两个部分在时间中才得以铭记。

　　如果这种排斥行为是在未解离的人的身体面前发生，即患者可以成功地讲出：自我之外的身体并非我的身体，那么，他才有可能认出"非我"不仅存在于生活领域，而且还关联着人的身体。我们把在单性身体中识别出"非我"的能力称为生殖化。跨出这一步是至关重要的。如果另一个身体完全不同，即它与病人的身体没有丝毫共通之处，那么，它就可以被欲求了。由此所生成的欲望的可能性就不再受制于自身的形象。病人可以对着全然不同的事物讲话。这个排斥的过程不仅与人类的身体有关，而且也与人类存在的其他领域的基本结构有关。孩子在母亲缺席的场合呼唤"母亲"这个词，是否充分包含了母亲的存在吗？弗洛伊德[1]提供了儿童进行"在－离开"（Fortsein）游戏这个绝妙的例子，以此为基础来阐释语言的创造力。

如果我们现在来研究人际关系是如何规划的，我们将进入一个选择与排除的全新领域。因此，面对秩序所采取的抉择要以价值的选项（Wertakzent*）来权衡，这点具有本质性。在秩序中的是"好的"，在秩序外的则是"不好的"。

人类可能因为这种秩序而有罪。这种罪疚感可以从不遵守警方的指示到犯有现存最深重的罪行而获得。在这方面，我想回顾一下汉斯·格佩尔（Hans Göppert）[2]的富有深度的著作，该书探讨了关于存在的过错的一些问题。

对于我们在精神病领域的治疗工作而言，重要的是观察到法则与身体联系在一起。它由几个层次组成，取决于我们认为身体是具有体验的身体（corps vécu），还是被认可的身体（corps reconnu）。具有体验的身体是感受为"好"或"不好"的那个身体。做此判断的基础是一种"健康"的状态，人们确定身体是否总是

147

1　西格蒙德·弗洛伊德，《超越快乐原则》，《全集》，12卷，第11页及146页。

2　汉斯·格佩尔（Hans Göppert），《罪过与神经症》（Schuld und Neurose），载 Der Nervenarzt, 1949年，第393—399页。

处于同样"好的"状态，指的就是这种状态。在一项非常有趣的工作中，弗朗索瓦丝·多尔托[1]展示了确定身体状态的"好－不好"是如何与秩序的价值尺度（*Wertskala**）相匹配的，后者规划着母亲和孩子的原初关系。例如，身体在热天感受为"好"的，就会被认为是"好"的，因为母亲在这种给定的人际关系中，会给身体赋予"好"的价值。于是，我们发现了对人的身体加以再认的另一条路径。第一种方法只牵涉到身体形状的选择。第二种方法在于规划人际关系的秩序的选择。由此可见，对于治疗工作来说，进入这种秩序的路径是由好几层所组成的，这点至关重要。这取决于我们是否联系其他人（被认可的身体）来考虑身体，或者说这个身体（的再认）是否只能求助于他自己关心的存在方式。

从有所感受的身体过渡到被认可的身体，标志着人的发展的一个重要阶段。我将详细地展示感受的身体和被认可的身体是如何在边周精神病中被摧毁的。至于在核心精神病那里，由于身体不是作为一个整体而存在，我不可能从这些相同的方面来探讨。精神分

1　弗朗索瓦丝·多尔托（Françoise Dolto），《健康与疾病的体感感受、罪疚感受的来源》（Les sensations coenesthésiques de bien-être et de malaise, origines des sentiments de culpabilité），载 *Psyché*，N°3，1948年，第468—482页。

裂症患者身体形象的解体（*Auseinanderfallen**）与同一来源的暂时性丧失是[1]对应着的。这就是为什么我们的结构化工作要从重建身体形象开始。人类存在于历史中的印记和关于规定人际关系的不同秩序的问题，唯有在紧随着结构化工作后的经典分析中才能得以解决。

如果说在精神分裂症中，我们面对的是一个没有时间性的生命的废墟，那么，处于边周精神病中的则是另一种情况。在边周精神病这里，保留着一个完整的心灵地下室，也就是说，生活中经历的连贯的部分与零碎的部分以及摧毁的领地并存。但又如何在连贯的部分和断裂的部分之间建立连接呢？在地面上，我们在其时间性中找到了连贯的生命，正是由此，这是寻求进入断裂地点的路径。但这如何可行呢？

在接下来的章节中，我将展示在边周性精神病那里，当法则——无论它以何种方式支配人际关系——未能整合时，连贯性是如何被撕裂的。但是，产生这种非整合的状况并不是偶然的，而是对应着身体形象中非常精确的断层（断裂）位置。如果在边周精神病中，结构化的方法因此变成在身体形象与法则之间的一种辩证，那么，核心精神病中对结构化的侵蚀点就处于身体形象本身的形式和内容的辩证的水平上了。

---

1 对癫痫中以周期性躁狂抑郁双相的形式呈现的身体形象的描述，将是我以后著述的主题。

然而，在这两种情况下，治疗的开端可以说是一样的：病人产生了幻想，也就是说，产生了本身就是辩证的动力学领域中的某一个幻想。为了突出这些辩证关系，我根据结构的幻想和精神病解离的存在经验之间的对应关系，拟出了（第三部分）这些章节的标题。

第1章

"红色链条"和声音

一名长期有受迫害幻觉的52岁女患者[1]的精神分析治疗

1 警察的声音

病人现年五十二岁，是一位友善的医生转介给我的，他曾试图透过药物途径来医治她的焦虑状态。他告诉我，由于她多年来所听到的声音，她多次咨询过几个精神病医生。在精神病诊疗所，催眠治疗的尝试没有成效。我们第一次咨询时，她提前一个小时就来了。她答应再回来，却没有这样做。既然她显得十分不安，我就让她找个人陪她过来。一个星期后，她在

---

1 也见于吉塞拉·潘科夫，《法则和声音：对精神病的分析性精神病学的一个贡献》（Das Gesetz und die Stimmen. Ein Beitrag zur analytischen Psychiatrie der Psychosen），载 *Psyché*，n° 8，1956年，第262—269页。

一位已婚朋友的陪伴下来了。经过短暂的三人访谈后，我成功地与她建立起联系，此后就保持与她单独开展工作。

病人中等个头，棕色皮肤，尽管她身材很好，但是步伐充满阳刚之气。她的身姿不灵活，我对她双臂的抽搐运动有些惊讶，加之她肩胛带的力量，看起来更显得男性化。这让我想到了防御性动作，呼应着她双眼的表情，她的眼睛常常惊恐般地睁大。这个女人的整个身体反映了一种焦虑和防御的状态。

在我看来，这个病人几乎是卑微的，用第三人称和糟糕的法语来跟我谈话。她出生在土耳其东部，属于受迫害的民族。她的父亲曾担任非常重要的国家工业部门领导。她在家里居长，因为一个大她两岁的姐姐在一岁时夭折了。一个小她两岁半的弟弟在六岁时去世了，另外一个比她小六岁的弟弟来到了巴黎，他还活着。

她说，她对属于受迫害民族的国民教派感到自豪。但是，因为她的父亲不得不目睹土耳其人残忍地血洗他的民族，所以，她放弃了信仰。她妈妈也同样放弃了信仰。她妈妈还活着，也住在巴黎，现年74岁了。她本人28岁来到巴黎，在这里一直生活到现在，已经24年了。她的弟弟一直跟着她，因为他为她挑选了一位同胞为夫。但在民政机关登记结婚几小时后，她便

离开了这个男人，他们从没有一起生活过。她五年后
便离婚了。七年后，她嫁给了另一个生活简朴的乡下
人。这一次，她在教堂举办了婚礼。这次的丈夫比她
大一岁。她曾经碰见过其他男人，但从来没有以身相
许。所以，她45岁结婚时还是个处女。

在过去三年中，她从早到晚都会听到一个喋喋不
休的警察复述她所做的一切。那一刻，我干预了，问
她这个声音第一次出现是在怎样的特殊场合下。我了 153
解到，她的丈夫曾同意在他的小房子里停放一辆汽车
拖车，这辆车属于他婚前经常去的一个朋友家的。她
坚持要从她的房子里腾出这件"家具"。从拖车实际上
被移走的那一天起，警察就开始说话了。他也许就住
在附近的房子里。

"我带了些鸡蛋给警察的老婆（沉默）。没了。（沉
默）。从那以后，警察总是说'没了'。"

我受到这些困惑的指示就沉默了。过了一会儿，
病人告诉我，法国警方从她抵达巴黎就知道她了，也
就是说，24年来，警方会记录她所做的一切。从她在
巴黎问路开始，每位警察都会举起手说："这样！"[1] 她
由此注意到这一点。病人用她的前臂朝她的胸部移动，
再举起手，示范给我看。随后，她变得非常激动，她

---

1 原文为法文。

跟医生说她听到了声音时医生并不相信她。我明确告诉病人我会认真对待她的话，但是我们可以思考，以便了解对于她来说是否没有可能以另一种方式来生活，而只能与这个甚至没有过私交的男人的声音搅在一起。病人竖起了耳朵。然后，我跟她解释说，只有在她想和我工作的前提下，我们才会尝试治疗。她很惊讶。"是的"，她回答说很想与我工作。我因此要求她买一个绘画本和彩色铅笔，每天画一些她脑袋里想到的东西。此外，她还得去买一些胶泥，借此来为我做一些东西，只要是她脑袋里有过的东西都可以，就这么简单。如果她做了梦，那么，她就会在醒来的时候记下它们，然后，把所有这些都带到我这儿来。我固定每周两次会谈。病人想单独一人前来，我同意了。

我现在要描述的治疗是一个月内的八次会谈。[1]在最后一次会谈结束后的两三周，病人写了两封信给我。总之，治疗关系因而又顺延了两个月。

2 红色链条的幻想

a)"红色链条"和谋杀企图

病人第一次听到警察的声音，是在人们清除了她

的房子里属于她丈夫朋友家的"旧家具"的时候，这是一个巧合吗？为什么在她家放一个东西的请求对她来说是排除性的，需要精神病发作为代价呢？这个声音是否取代了陌生家庭的位置，后者是以"家具"的形式植入她自己家中的吗？

如果我们把病人对比她的家与"她住过的房子"（即她的身体）所发展出的辩证法倒过来看的话，那么这个具有体验的身体，好像是由两个异质部分所组成：一是属于她自己的一部分，即"属于她"的家；二是属于"外来家具"的"外来"部分。对外来部分压制的回应"就是来自外部的'代用品'的部分"，这个回应就是幻听的声音。事实证明，这个在具有体验的身体中所推断的"断裂"现在已经进入它的历史，但这并不是以出乎意料的方式，而是以病人已经内化了的管理人际关系的法则的方式。

通过胶泥工作，我在第二次会谈中成功地创造出了一种幻想。这种幻想标定了进入客观法则的路径，因为后者被病人在"三元情境"中内化了。但是，这种幻想也揭示了主体的法则，因为它是在身体形象发展过程中作为"身体的法则"而被经验过的。

在第二次会谈时，病人给我带来了一个泥塑作品。在第一次会谈时，她只带了一些画：其中一幅是草地上有两棵树。只有树干的下部是可见的，树叶没有被

描绘出来。山丘和树干上四处散落着五彩斑点，根据
弗朗索瓦丝·多尔托的研究[1]，在严重的强迫症患者那
里，这些表示他们的身体中具有体验过的"兴奋"的
表达。而这些斑点多处刺穿了纸张，因而形成了一些
小孔，它们告诉我病人是怎么看待她的身体的。它被
无数的尖针刺穿了。[2]

尽管泥塑表现出不真实的特征，但比她的绘画更
富动力：红色泥塑中的三根绳子被组成一根辫子，但
整体是"逆纹理"编织的。它长约20厘米，宽3—4厘
米，两端对称。三条反方向的绳索两侧开有三个槽口。
它们第一次交织的地方就是"编织图案"开始的地方，
那里有一个横件，也有三个凹槽。[3]不管做什么泥塑，
病人都会提到她认识的不同男人，他们追求过她，[4]她却
没有勇敢地回应这种追求。

我了解到如下情况：在七八岁的时候，她明白她
的母亲正在和一个陌生人做着什么，后者为了使自己
变得无法辨认而化了装，当她父亲出差离家时，他就

1　多尔托，在她的精神分析研讨班上的提问，巴黎，1954—1955年。

2　在此后的理论著作中，我会处理身体形象和自我身体之间的有趣
关系（古斯塔夫·H.格拉博尔，《灵魂的统一和冲突》[*Einheit und
Zwiespalt der Seele*]，Bern，1945）。

3　在我看来，在泥塑中出现数字3的象征并非偶然，它准备揭示三人
的过往历史。

4　从第一次会谈开始，病人就提到自己在很小的时候就被欲求，却从
未成功地把她激发起的这种欲望融入自己的生活。

会经常到家里来。她在三十七岁的时候，竟然故意揭穿她的母亲，对母亲说，她在七岁的时候就明白母亲因为对这个男人的关注而撤回了对她的情感。"这就是为什么，而且只是为此，你就不再爱我了。"

经过长时间的沉默，在这段期间，病人在焦急的神情中转过身去，伴随着突然的防御动作，原来那一刻她突然想起了一个很久以前就被忘记的事情。有一天晚上——她一定是七八岁大了——她被房内的噪声吵醒。她爬了起来，在楼梯上见到了她的母亲。母亲双手是血。然后，她听到土耳其警察带来的"笃、笃"声，之后她的母亲便被锁着双手带走了。那天晚上，为了挽救他们的孩子们的脸面，父母一起试图用木桶杀死母亲的情人。他们把毛巾塞到他的嘴里。那人自己挣脱了，还流了血。在长时间的沉默之后，病人以绝望的神情望着我，我指着她的红色泥塑，过了一会儿对她说："是的，这是你锁住你母亲的链条。这链条就如同那时候她手上的鲜血一样红。"我把桌上的"链条"推向病人。

为了进一步理解，我们在这里暂且打断叙述。让我们先来看看病人是如何按照她的民族的"规则"而组织一个整体的存在的。在这之后，关键在于对她的具有体验的身体结构的剖析，以便详细展示"红色链条"是如何作为幻想来运作的，幻想受到两个领域中

157

动力学的方式的干预，也就是说，既在规范人际关系的这些规则领域，也处于规范身体形象的领域。

如上所述，谋杀的尝试只有考虑到病人已经内化了她的民族的法律，特别是家庭法，才是可以理解的。从第一次会谈开始，病人就给我做了一些澄清。

我了解到她的父母是无法相处的。她的父亲同意留在家中，直到她满21岁那年。如果她的父亲早点离开家庭，她会因为其民族的法律失去名誉而无法结婚。而且，如果人们得知她六岁的哥哥是她的母亲与情人的孩子的话，其他孩子也会因此失去名誉，所以，她的父亲强迫她的母亲杀掉这个男人。

她的父亲曾告诉她的母亲说："如果你帮我杀了他，你就能维护你的名誉和你的孩子们的名誉。"

在我看来，"红色链条"让病人能够找回她的故事的这一部分，这是绝对必要的。她对其家庭以及国家的秩序所做的反应从西方人的精神状态来看是难以理喻的。我不可能确认这些事情的客观状态；即使假设她的故事不"忠于事实"，但仍然与她在世上的存在方式相符。而这就是这样的病人所关心的东西。我们需要了解病人如何应对"三元情境"。这一步从来没有跨过生殖器的水平。[1] 我已经提到她的父母互不往来。母

―――――――――――――――

1　关于三人结构，见第85页及其后文（苏珊娜个案，两个水盆之梦）。

亲把情人带进了家里。这引发了病人痛苦的嫉妒心，她觉得她母亲从此给予了她更少的感情。与母亲的深厚联系是至关重要的，由于无法与母亲分离是如此强烈，以至于她选择母亲而不是父亲作为她嫉妒的对象。我将其母亲经历的关联描述为"二元情境"。第三个人不可能参与进来。病人被束缚在她母亲身上，所以，她不允许自己在之后的生命中与男人相遇。

如果我们比较病人透过话语所表达的三元情境的不同方式的话，则会出现以下模式：

母亲——母亲的情人——病人，母亲——母亲的情人——父亲

这个模式给我们展现了病人可以扮演父亲的角色。至于人际间的关系，我们可称为双性恋角色。在这个治疗阶段，就像它出现在病人的想象世界中那样，我只能揭示这种形式的双性恋的功能性方面。双性恋身体形象的发展将在治疗的后期阶段呈现。

b）"红色链条"和身体形象的断裂

红色链条让病人不仅找回了她的历史的一个重要部分，而且还修复了她具有体验的身体的缺陷。如果我们把泥塑看作是身体的一种表达，那就意味着病人的身体就是"锁链"本身。当她七八岁的时候，她不再感到被母亲所爱，于是就禁止自己的女孩身体长成成年女人的身体。她母亲被土耳其警方逮捕时，在谋

180 第三部分 身体形象的时间整合及其与法则的关系

杀未遂之后，双手戴的链子被整合为病人身体的一个组成部分。她为了替代自己的母亲，以丧失性别来惩罚自己。每当生活中一个男人唤起她身上的女人身份时，这个"被锁着的"身体就拒绝了。这不仅解释了她在土耳其拒绝了五六次求婚，而且也可以解释她在民政部门登记结婚后的逃避，也即她与社会地位不如她的某个人的第二次婚姻。

　　泥塑和身体形象之间的关系似乎还要更深一些。"锁链"不仅仅具有阻止病人履行其女性存在的功能性作用，也将作为异质的部分插入病人的身体。这种解离的视角[1]对于寻找进入精神病的路径而言是不可或缺的。病人的身体由两个不同的部分组成，正如刚刚结婚时她发现还有一件来自陌生家庭的家具一样。两个不同部分之间的相互关系如此紧密，以至于分离根本不可能发生。一部分的"丧失"必须由来自外部的替代品加以补偿，这就是声音。在病人想从外来的"家具"所属的家庭中解脱出来的那一刻，一切都好像是代替她身体的房子实际上被赋予了自由。事实上，在这个具有体验的身体中，对应于红色链条的家具成了不断追随她的警察的声音。自从她塑造了我在会谈结束时推向她的那根"她的链条"之后，这个声音讲的

1　要理解"解离"这个术语，请参见第41—42页。

就少了，这是否是一个巧合呢？

　　这次会谈后，病人已经发生了转变。在第三次会　160
谈期间，我知道警察比以前在她脑袋中说话的频率少
了很多。当有愉快的事情发生时，她说，她几乎没有
注意到这个声音了。现在，它对她说："她永远不会明
白。"然后，她主动告诉我，她的丈夫很高兴我曾问过
她关于他们私密的夫妻生活。他会告诉她说："你永远
不会明白。"我向她指出，她丈夫说的话跟警察的话一
模一样。突然间，病人的眼睛发亮，轻微的幽默感第
一次出现了。有一天谈到生殖器，病人那时九岁，一
名妇女曾说她什么都不懂。

　　我的总结是：作为幻想的"红色锁链"，在动力学
的中心方向上被捕获了，病人由此方能找到进入她的
父母犯了谋杀未遂罪的一条可能的整合之路，该罪行
使她在家庭法律和国家的法律之间产生了冲突。与此
同时，红色链条让我们接近身体具有体验的法律，并
发现了在病人身体形象中的断裂的位置。正是这个治
疗步骤，将我们带入了具有体验的身体的法则*中，我
称之为"结构化"。为了能够结构化，我利用了红色链

━━━━━━━━━━━━━━

*　在法语中"loi"具有法则、规律、法律、定律等多重含义，这里的
　　"客观身体的法则"就是身体客观规律的意思，但是，这些和社会
　　法律都属于符号法则的范畴，作者运用这个词来指涉精神病人那
　　里这些法则的断裂，这一观点在全书中都很重要。所以，为了前
　　后一致，我们并没有区分这些翻译。——译者

条的动力学。

3 重新找回"有脚的身体"

在接下来的几次会谈中，我试着把治疗的重心集中在身体上，就是让病人有权成为女人，并且治愈身体形象的"断裂"。我意识到了病人的年龄——她52岁了——对这项工作的限制。

161 　　早在第三次会谈时，她就跟我讲过一个关于具有体验的身体的梦。[1]在梦中，她走路，好几次都踩到一个女性朋友（是个音乐家）的双脚，因而搞坏了她的鞋。没有任何解释，我要求她把小提琴带到会谈中来。原来，她确实用这个乐器展现过早年所具有的天赋，那时她经常在音乐会上演出。

在第四次会谈时，她给我带来的却不是小提琴，而是另一个梦。这一次涉及的不再是女人的脚，而是一个牧师的手，正好跟她曾问过路的巴黎所有警察的动作一样。[2]在同一次会谈里讲的另外一个梦中，她跳着舞，感觉这个梦像是一场救赎。在主体的身体变成

1　由于东方传统，病人非常重视她的梦。我认为应该赞同这个"遗产"所具有的重大的治疗意义。我在四次会谈中成功治愈了另一名病人，其母语是阿拉伯语，多年来她饱受腹痛之苦。在这里，我也使用了形象的动力学。

2　见第153页。

演员的过程的作用下，禁止她去体验表演的那些法则的固定关系被打破了。"我的疾病源于我所受过的教育。"

在第五次会谈中，我了解到，她有两年半没有拉过小提琴了。这几年来，她也听不了收音机，因为那时警察的声音会在耳朵里变得更响。

在第六次会谈中，她带着小提琴演奏了一首老曲子（肖邦）。她拉得很好，不过，是以一种非常阳刚的方式来演奏的。紧接着我获悉，在她二十八岁的时候——就是即将出发来巴黎之前——她不再想在中东女人的公共洗浴中心洗脸了。我于是明白了，对成为女人的抵抗——她以此反对其他女性——正在再度复苏。由于她发现自己的身体一直是"有脚的身体"或"有小提琴的身体"，她的精神平衡得到了恢复。警察几乎不再讲话了。身体和"锁链"之间的裂缝得到了愈合。器质的"身体部分"，在这种情况下，即脚代替了导致解离的异质的"身体部分"。病人找到了一种两性的身体形象。但是，这个"有脚的身体"还不是一个接受献身的女人的身体。

4 尝试建立成熟的人际关系

在第七次会谈中，病人告诉我，她每天都要练习二十分钟的小提琴，而且她"感觉到了内心中的一些东西"。她也带来了记住的一个梦，[1]后者展现了客观法则和身体所具有体验的法则之间的环路是如何封闭起来的。

"一场巨大的火灾吞噬了三座建筑物。我在那里。当某人突然大喊'救火'的时候，我看见四面都是火焰。很多人前来照料我。我想自保。匆忙中，我寻找一个尚未烧到的地方。我遇到一个家庭，这个家庭中的母亲和我在一起，就坐在我母亲身旁，我说：'如果女人不同意，那么男人就不能靠近女人。'为了带我们回来，这位妇女的一个儿子和他的妻子在那里等着。我坚持要付咖啡的钱。我甚至想给他们五百法郎。因为这些话，我意识到我已经获救了。但是，我看到这三座房子还在燃烧，危险依然存在，我控制住了火势。"

虽然病人在会谈期间没有谈论她的梦，但是，她把它同另外两个梦都记录了下来，以便带来给我，我认为这个梦特别重要。在同一次会谈中，她做了一个女衬衫的泥塑，然后，跟我讲述她的身体以及她无法理解的"下面的部位"。

不过，梦先于这一步。在她的梦中，病人感受到自己身体内的火焰，这是非常重要的。还有一些救助的手。但在她身上也有着生存的意志。于是在这里，

1　我用加标点符号的方法，尽可能逐字抄录这个用糟糕的法语讲述的梦，因为病人只会用逗号。

她进入了一种"三元情境": 坐在自己的母亲旁边, 她对另一个家庭的母亲说:"如果女人不同意, 那么男人就不能接近女人。"

这个梦展现了病人如何努力去掌控三人情境。病人坐在她母亲的旁边, 于是, 在梦中重现着她早年成长中跟母亲的深深的"联结"。然而, 这种两人情境开启了: 病人对第三个人讲话, 对"另一个家庭的母亲"说话。所以, 病人是由两名女性所陪同的。她就坐在自己母亲身旁。由此, [母女的]关系通过空间关系在梦中表现了出来。与另一个女人的关系则是通过说话来表达的。这非常重要。对第三个人所讲的这些话, 把病人从母亲那里解救了出来。

现在让我们来看看病人对"另一个家庭的母亲"所说的话的内容吧。"如果女人不同意, 那么男人就不能接近女人。"由此, 男人以否定(dénégation)[1]的形式得以引入。这句话与病人的历史有什么关系呢? 如果她的母亲曾经拒绝的话, 那么, 成为其情人的男人就

164

---

1 见西格蒙德·弗洛伊德(Sigmund Freud),《否定》(Die Verneinung), 载 Gesammelte Werke, vol.14, p.11-15; 让·伊波利特(Jean Hyppolyte),《评弗洛伊德的〈否定〉》(Commentaire padé sur la Verneinung de Freud), 载 La Psychanalyse, n°1, Paris, PUF, 1956, p. 29-39; 雅克·拉康(Jacques Lacan),《介绍伊波利特对〈否定〉的述评》(Introduction au commentaire de Jean Hyppolyte sur la Verneinung), 载 La Psychanalyse, n°1, Paris, PUF, 1956, p. 17-28。

不可能征服她，因而，病人也不会遭受爱的撤离。但她的母亲没有拒绝。她被土耳其警方逮捕，并且双手被拷了起来。

但是，除了在国家的客观法则的框架内有这样的解释外，我还想强调一个更重要的维度，即在身体的法则中整合的维度。如果她母亲没有被拷走，病人的身体也不会被"束缚住"（enchaîné），她就有权成为女人了。此后，对另一个家庭的母亲所说的那些话会为病人找回它们的意义，因为规划双性相遇的客观法则现在已经整合到她的女性存在之中了。因此，病人讲出的话把我们从警察的声音引向具有体验的身体，再引向被认可的身体，由此，把我们带回到客观法则中，这个圈得以完成了。

在第八次也是最后一次会谈中，病人告诉我，她几乎听不到警察的声音了。一切对她都变得"更为自然"[1]。对我来说显而易见的是，当我因故不得不中断两周的工作时，病人自己选择"中止"并不是偶然的。她在信中说，她不再需要我的治疗了，因为她不再有要为我画画或做泥塑的想法了。

由于她的绘画和泥塑是她的具有体验的身体的表达，所以我们可以说，她的身体因为分析师的身体而

---

1 原文为法文。

感到空洞或是被挑衅。病人由她的身体来防御男性的 165
欲望，这对她而言是无意识的，所以，她应该在继续
的治疗中跟我面对面地来理解这点。"我具有我父亲的
性情。"（第八次会谈）当我一周后尝试继续治疗时，
她写信给我说她听不到声音，因而，她已经痊愈了。
我的朋友同事向我证实，三年后，病人过得真的很好，
而且她听不到任何声音了。

　　我们来做个小结：虽然我透过这个"红色锁链"
的结构性幻想进入分析工作，由此得以通往两性身体
形象的再发现——也就是说，有脚的身体，然而，女
性身体的制作却没有可能完成了，病人已经从她的迫
害幻觉症状中解脱了出来。只需找到两性的身体形象
就足够了，因为它是一种包含在有机形式下的异质部
分的身体形象。在带有"红色锁链"的身体的部位，
我们找到了"有脚的身体"。因此，病人发现了她在精
神病出现之前就已经形成的身体形象，该形象包含了
对其中的女性身体的明显抵抗。但是，由于这种"有
脚的身体"被授权通过"小提琴的身体"体验（vécu）
一种解脱，病人设法逃到了其身体形象的新的错位
（*Ausein-anderbrechen**）上，而且摆脱了精神病继续生
活。由于治疗只有八次，所以，在这位52岁的女性身
上不可能制作出女性的身体形象。

第2章

"断头的雕像"以及身体遭受的恶意辐射

一名46岁关系性精神病女患者的精神分析治疗

1　扮演迫害者角色的女人

这位病人时年46岁，我称她为杰曼太太，她按照德古教授的意见来咨询我。她美丽的仪容和蓝眼睛清澈的目光显示出其诺曼底人的血统。气色好，而且身体动作灵活，除了略有点僵硬之外，都体现出一种与强势型（pycnique）元素和运动型（athlétique）元素相结合的构造（constitution）[1]*。尽管天气晴朗，她穿着灰黄色的雨衣给人留下了奇怪的印象。对于一个法国女

1　德古教授的检查并没有发现任何构造上的不正常。

*　这两种类型是德国精神病学家潘科夫的老师克雷奇默发明的精神病理学术语，一共有四种基本形态类型（morphotypes）。上一个注解提到的教授的检查，就是基于该理论的医学检查。——译者

人来说，她的外表很明显地表现出了阶级特质和优雅。在男子气的雨衣外套下，出现了一件带有深领口的运动上衣和蓝色针织紧身裙。病人安静地坐在椅子上，只有从她的手的紧张动作中才能察觉到她的内心情绪。

杰曼太太首先关心的是我是否了解宗教现象。发 168 生在她身上的事情是如此危险，如此可怕，以至于在告诉我之前，她必须确保这不会对我造成任何伤害。我没有回应。然后，她向我讲述了如下事情：12 月 11 日，做弥撒时她颤抖了起来。主持弥撒的神父跟她在同一时间发生同样的颤抖，随后神父便病倒了。患者开始烦躁起来，大声地说着她在弥撒时看到的"性影像"，但没有提供更多细节。我问她在疾病爆发前的某个时候，是否曾有一个女人进入了她的生活，并且由于这样或那样的原因，这个女人在她眼里变得特别重要。听到这个问题，她很惊讶，马上变得平静下来。她说，有一段时间，她接受过一位受佛教影响很深的瘫痪的女人的帮助。她有几次去拜访过这个女人，得知她是由某些先知传道的。离开时，这个女人对她说："我想念你。"这些话给了她明显的可感觉到的力量。但是，现在这些力量变成了邪恶的力量。她不可能摆脱这种影响，因为她从厨房里可以看见这个女人的窗户。她将处于极度兴奋的状态，而且她的身体会散发出消极的辐射，几天前，这给她的女儿造成了肾炎。而且今天早上，她的管家突然发烧到了41度，这也是她身体的辐射导致的。

杰曼太太的叙述所具有的极度焦虑的声调，并不妨碍它被结构化，导致我们无法触及她精神病的明确限定的区域。我通过质询了解到，尽管她焦虑不安，她仍然照顾自己的家庭、三个孩子和她的丈夫。促使她咨询的唯一原因是由于颤抖而无法参加弥撒。作为一个信徒，这让她受了不少苦。

我把这些最初的交流当作在分析性的启迪工作中所发现的必须要遵循的路径，我把这一路径总结为：病人的精神病是以身体为中心的。与类妄想的病人[1]那里可以观察到的情况相反，身体知觉的紊乱并不局限于她自己的身体，同样影响了特定的某些人的身体知觉。杰曼太太在弥撒中颤抖时，随后生病的主持神父也曾颤抖。当"身体的辐射"在两个女人（她的女儿和她的管家）中引起严重"疾病"时，病人的身体变成"迫害者"更加清楚地显现出来。就像神父的情况一样，他人的身体是被指向的。我称之为"与他人身体相关的身体中的存在的紊乱"（*Mitleiblichkeit**）[2]，即这种疾病控制杰曼太太的方式。

---

1 参阅下一章节。
2 关于身体中的存在这个问题，请参阅梅达德·博斯（Medard Boss）的《心身医学简介》（*Einführung in die psychosomatische Medizin*），Bern, 1954。

虽然精神病的爆发集中在弥撒明确界定的"事件"上，但我不想用"敏感的关系妄想"（法国诊断学中的关系妄想症）这个术语。正如我所看到并在后文提到的那样，她从来没能用和谐的方式生活，这早已把这个女人暴露在了强大的"内在压力"之下。在身体中感受不到生活就像"被压抑了"[1]一样，在虚构的世界中寻找等价物。关系的智力化取代了具有体验的和感受到的身体。在这里，它们并没有展现恩斯特·克雷奇默[2]精确描述的细微"分支"。因此，我只能诊断为关系性精神病，其各个片段指向的都是周围的人。尽管"辐射"的动力完全以病人的身体为中心，但导向对周围人进行选择的路径一开始并不是很清楚。使人生病的"辐射"首先是在神父身上，然后是在两个女人身上。在这个场景中，没有男人"获准"出现，是否是一种简单的巧合呢？确实，在神父和"这对女人"面前，病人的辐射有了一种雄性的标记，她接受到这些源自女人的力量。这些力量早在几天前就变成了邪恶力量，就好像杰曼太太的迫害者角色是在她自己感觉到那个女人尾随的那一刻才发生的。

由于病人的住所离我较远，我刚开始接待她的频

1　恩斯特·克雷奇默（Ernst Kretschmer），《敏感性关系妄想症》（*Der sensitive Beziehungswahn*），Berlin-Göttigen-Heidelberg, 1950。

2　同上书。

率是每周一次。[1] 我开展了我修订过的自体发生训练，[2] 做了四次会谈。在第二次会谈中，她睡着了，而且在接下来的两周内她放弃了目前大剂量服用的安眠药。多年后我才知道，她还继续实践着这种自体发生训练。

2　对两个教区的强迫性依恋

在突出了具有体验的身体处在精神病中心之后，现在我们更加关注关系性精神病的不同片段。因为除了她的精神病所局限的领域之外，杰曼太太还有合乎情理的（sensé）推理能力，所以，我开始向她解释精神分析的基本概念，然后继续正常工作。从前期会谈开始，我发现了一些与她的个人历史有关的基本材料，这些材料使我能够描述患者是如何罹患共同身体性紊乱（Mitleiblichkeit）的。

在第七次会谈中，她以飞快的语速和激动的语气说着话。她所有的身体动作都有一种性的内涵，并且不时在耻骨区挠她自己。我了解到如下事情：九年来，她一直在一个负责她的教区非常严苛的神父那里忏悔。他知晓她家人的一切。正是在他那里，她才能够吐露

1　整个治疗过程包括77次会谈和我在治疗结束的五个月后收到的一封信。为了回应我的信件，在治疗结束的两年后，她又寄给了我第二封信。

2　见第95页。

在她丈夫与她结束了所有性关系并找了一个情妇的两年后，她遇到了一个喜欢与她谈论艺术和文学的修道士。然而，神父的忏悔者并不知晓这个她感兴趣的男人是一个修道士。在同一个教区里，有一位副本堂神父，他是另一个副本堂神父的朋友，她曾与后者一道朝圣去参观过一座著名的大教堂。在这座大教堂里，她又一次忏悔，却总是无法成功地看清她自己。不久之后，一位新的神父来到了他们的省城，并负责教区的新教堂，自此以后朝圣者就大大增加了。在这个新教堂里还举办过一些音乐会。她受过唱歌训练。她所属教区的那位严厉神父，尽管离别在即，仍会在晚间组织一些音乐会。于是，在两个教堂唱圣歌的时候，她会继续去这位严厉的神父那里忏悔。有一天，她以一种"陶醉"的方式告诉他她爱上帝高于一切，这位神父却以一种相当生硬的方式回应了她。她从此就不再去他那里了。所以，在接受了九年的定期精神指导后，她发现自己没有忏悔的神父了。

172

　　11月29日，有一场婚礼。而这位她很久未见的老教堂的神父也现身婚礼。突然，她看到一切都是红色的，而且有只手按在了她的肩上。然后，她就颤抖了，并且意识到在场的神父们也都颤抖起来，他们之后都感觉生病了。我向病人指出，在她第一次会谈时，她告诉我的日期是12月11日，是她发病的日子，而不是

11月29日。但她对此再也想不到任何东西了。

这两位神父每人负责一个教区，针对那两位女人的辐射是在两位神父那儿产生了效力之后旋即出现的，这种效力同时发生并且导致了病人那里激烈的矛盾情感。她想在两个教堂里唱歌，但是，她不知道要选择哪位神父。这种矛盾的态度在我看来是根本性的。

在下一次会谈，即第八次会谈中，我了解到病人以前曾以另一种形式经历过为两个"男人"服务的欲望。父亲和儿子组成的"俩男人"在她结婚的时候就站在门槛上。她的公公是一个法国音乐家，她17岁时曾与他一起演奏过音乐，那时候他很喜欢她。事实上，这位公公不但计划让她与他的儿子结婚，而且在各个方面都为其做着准备。杰曼19岁时与这个人的儿子结婚，婚姻之初在一个雇有女仆的漂亮公寓里生活。她的丈夫也是一位艺术家。对于她的公公，杰曼太太说："我感觉自己必须服从于这个人。"现在看很显然，这段婚姻没有给她带来任何喜悦，她告诉我，她对性生活充满了幻想，但她的新婚之夜却非常残酷。她完全没有经验。她的丈夫连续三次强迫她用冰水淋浴，以避免她怀孕。尽管如此，他们的长子仍在九个月后出生了。她的丈夫中断了他们的蜜月，因为要去看他的狗，结果就让她一个人待在家里。这些事情永远忘不了。

病人的这个历史片段是透明的。法律以客观和明确的方式禁止她嫁给她所爱的那位父亲,她"在一种强制下"把自己交付给了这个人,并嫁给了他的儿子。因此,这是一个神经症式的选择:她的丈夫不是一个真正的伙伴,她在他那里是对着另一个人在说话。这个小小的"在那里"一词给我们做出了澄清。事实上,这种神经症的选择并不是按照经典的本应该引导我们领会的那种强迫症机制来进行的。这是在具有体验的身体中,我们需要进入她那处在引起欲望的内容(父亲)和给定的形式(儿子)之间的巨大张力中,以便掌握这种强迫症的动力学。[1]

---

1 弗洛伊德已经表明,即使在正常的梦幻生活中,非常不同的人也可以相互融合。我假设我们的患者产生的反应代表了在这种特殊性下此过程的一种极端形式,在这里形式/身体和内容/身体之间的令人生畏的和不可逆转的张力变为压倒性的。对受到强迫冲动行为影响的一位画家的分析,揭示了类似的现象。他同样把一个给定的形式/身体与另一个人有关的内容相联系。在这里,我想提出形式/身体与内容/身体之间关系的另一个方面,它代表了瓦雷娜所说的"间隙"(hiatus)的变化……。在(澳大利亚维多利亚州)巴拉瑞特健康中心的布袋人偶工作坊,我曾聆听 C.A. 罗伯茨医生的课程到深夜,这次讲授让我清楚地了解到,他用具有精神病患者特征的布袋人偶与他们相遇所获得的成功绝非巧合,因为这种巧合远远超过了一般角色扮演的效用。我向 C.A. 罗伯茨医生指出,这个布袋人偶形象是空心的,只代表一种形式/身体。扮演者用他的手,也就是说,他的身体的一部分,充满了布袋人偶身体内的空的空间。这允许患者毫无风险地去认同,并且让他自己成为所给定的形式/身体的内容。精神病患者在面对这些布袋人偶时所表现出来的勇气,当然可以在任何时候由分离开来的形式/身体和内容/身体来阐释。在这方面,我会回顾库恩的有趣的研究。Ronald Kuhn,《罗夏实验中面具的意义》(*Maskendeutungen im Rorschachversuch*),Basel-New York, 1954。

174 我现在要试图展示杰曼太太的身体形象如何不成熟，这将帮助我们理解她无法掌控的身体的生活规律是如何导致精神病的。为什么这个患有强迫症倾向的病人会出现精神病而不是神经症呢？这个病因的问题是没有答案的。我只能描述在精神生活的不同层级（strate）冲突的相互作用是如何形成，并最终引发出精神病的萌芽的。

3 断头雕像的幻想

a）断头雕像和"被禁止"的人

为了更详细地描述引发杰曼太太罹患精神病的条件，我将回到在第一次会谈[1]中她提到的与瘫痪女人的相遇。病人在教区的活动中认识了她，这些活动恰好是在病人两年前与丈夫结束了夫妻生活并且有了一

175 个情人的时候。病人将发行的天主教报纸拿给了那个瘫痪的女人，进而与她交谈。她由此了解到，后者在二十五岁独子出生后就出现了瘫痪症状。没有人真正理解这个瘫痪背后的缘由。在第十次会谈中，我获知这个瘫痪的女人"轻视身体的毛病"。由于这句话，病人自发地汇报说："7月19日，在我们的省城里有一场

---

1 参见第168页。

剧烈的风暴，这是几年来都没有见过的。几十年。在这场风暴中，老教堂[1]上竖立的圣母像[2]被毁坏[3]了。雕像被毁坏是我的过错。"

患者自发地讲了"过错"一词。在我的沉默面前，她继续说道，一年前曾举办了一场音乐会，以便通过筹款来购买一尊新雕像。她在这个音乐会上唱过歌。当她在这个场合再次见到那位修道士时[4]，颤抖发生了，并且这个修道士中了招。音乐会是于12月11日举行的。

她提到的这个日期揭示了我上面谈到的混乱[5]。即使病人继续混淆这两个日期，现在可以将每个日期所对应的颤抖发作的不同环境相互照应了。11月29日，在教区教堂举行婚礼时她发生了颤抖。12月11日，杰曼太太在同一座教堂组织的一场音乐会中——用来筹

1　见第171页。

2　我保留了病人使用的"雕像"一词。实际上，它的形象比形式在动力学的结构化方法中起的作用更重要。我可以说，"雕像"一词更清楚地表达了雕刻在石头上的身体形式及它的单一的、雕琢出来的形式，在石头上表达得更为直接。我们甚至可以说，在"雕像"一词中，法语因其拉丁语起源而更具有符号性，而日耳曼语起源的雕像一词"Standbild"（字面意思为"立式形象"）则更侧重于想象的面向。

3　只有在第五十次会谈时，病人才能更详细地了解到这种损坏的情况，见第177页。

4　见第171页。

5　参见第172页。

款购买一座新的圣母像——感到了颤抖。这两个事件的共同之处在于这些修道士的在场，自从丈夫结束了他们的婚姻生活以后，病人的"欲望"正是导向到了他们身上。这两件事也都是出于"在教堂里举行"的事实。在第一次会谈[1]中，病人告诉我，11月29日是一次弥撒，而不是婚礼。而且，这两个事件的共同点都是病人曾在那里唱歌。确实，直到治疗末期，我才知道杰曼太太在婚礼上也唱了歌。

4 断头的雕像和身体形象的断裂

为了更深入地了解患者被侵袭，并且传递给了修道士和所有在场神父的这种神秘颤抖的原因，在第五十次会谈时，也就是说，在经过一年半的治疗之后，我才把它告诉了病人。[2]下面就是我所了解到的：

---

1 病人混淆的这两个日期恰好与女人的"月经周期的半数"相符，这是否只是巧合呢？在11月29日至12月11日期间，把这两天也包括在内的话，共计十三天。尽管激素治疗具有抑制效用，杰曼太太在这个周期的第二个阶段会更加兴奋。在这里同样可能出现一种"断裂"，那么是否可以说，如果没有对上半身加以控制，她就会停留在"半—周期"的"身体的下半部分的存在"之上？关于这两个日期的混淆是否可能对应于"具有体验"的身体中的"裂缝之处"呢？在治疗过程中，我并没有机会来进一步发掘这类分析性材料。

2 第二十五次会谈后（一年中有几次大的中断治疗），我让病人每周来两次。

在风暴发生的当天夜晚，杰曼太太正在念诵她对圣特蕾莎的九日祷告。当她的丈夫在可怕的风暴夜里起身时——他在另一间房里睡觉——她正在阅读阿维拉的关于圣特蕾莎和圣方济各的著作。这场可怕的风暴的出现对于她而言如同一场责罚。她睡不着觉。第二天，当她得知闪电落在尖塔上时，她感到焦虑极了。

"如果这是对我的祈祷的回应，我完全无法理解。我于是中止了我的九日祷告[1]（沉默）。闪电击中了双腿（沉默）。这是可怕的。我处在一种糟糕的状况下。之后，我去巴黎看了一位神父，因为我找不到这种焦虑的出路。他听着我说话并且以下面的话做结尾：'你最好好好搞你的音乐'（沉默）。从那一刻起，我好几天都听到'你最好好好搞你的音乐'。我感到从头到脚都在发红（沉默）。这个被毁坏的雕像太可怕了。头部从躯干上被切断了。腰部以上断掉的身体看起来很可怕。仅仅几个星期后，这个'悲伤的事情'就过去了。" 178（第五十次会谈）

断头雕像成为结构的幻想，它让我们可以一方面进入病人身体形象的断裂处，另一方面进入在客观的法律框架中未得到控制的冲突情势中。我们先回到身体形象的断裂吧。在这种疾病"切断"瘫痪的女人的

---

1 病人没有说明暴风雨的夜晚是她九日祷告的哪一天。新圣母雕像在此期间完成了，在落成典礼的前一天，病人才给我讲述了这个故事。

同一地点，闪电"劈断"了圣母像。雕像的身体在腰部被切断，只有"双腿"被保留下来，变成了躯干，[1]瘫痪的女人"支"在她被废的双腿上。正是这个"劈断"引起了病人对躯体的轻视。如果在这个瘫痪的女人身上是一种"疾病"导致了两部分身体的分离的话，那么在雕像那里，就是闪电。[2]闪电是一种力量。这正是闪电的动力学，正是这种动力学使我们能够进入更深的层次，并允许我谈论断头雕像的幻想。闪电实际上可以击碎事物，它可以使身体分为两个部分。但是，闪电也是一种力量，它的力量能够突然照亮生活中旧有的且被长时间弃置的那些事物。

这就是所发生的事情了。确实，是闪电触发了精神病。但并不是立即触发的。暴风雨夜晚的结局是一切仍保持安然无恙。正是在病人参与演唱的音乐会上为募集新圣母雕像的经费时，精神病才爆发了。杰曼太太没有意识到，在她的身体里，曾经发生过与雕像同样的断裂，她的头，也就是说，她的意识曾被切断了。当杰曼太太看到自从丈夫结束了他们的夫妻生活以后她想去见的那个修道士时，这个碎片化的身体立刻起了反应，并且无法再停下来。目前，客观的身体的法则和具有体验的身体的法则的两个层级互相分隔

179

1　见第177页，第五十次会谈的报告。
2　我放弃了让病人更深入地对闪电的象征的分析。我不想操之过急。

开来。与修道士的人际间的联系导致癔症性的反应：身体的颤抖取代了对"被禁止"的人的无意识的肉体的欲望。身体讲着话，而且借此扭曲了人际间的关系。

但事情并不局限在颤抖这种癔症性的反应上。就在癔症的塑性模式上去对抗她那巨大活力的冲击而言，病人的（精神）结构实在太脆弱了（"空洞的云集"）。所以，才有了一次精神病的反应。在患者的结构中，这个结构在完整的意义上显示出了断裂。身体作为具有体验的身体被分为了两个部分：头部和剩余的躯干。两个部分互不知晓。

随后精神病的发展可以观察到这样的事实，病人身体中突然发生的这种断裂，同样让与她维系人际间关系的一些人染病了：首先是修道士，然后是在结婚时教堂里的所有神父，他们都经受了颤抖。这是什么意思呢？所有这些神父也有一个不受"头"控制的身体，它们对杰曼太太颤抖的身体做出了"回应"。

精神病演变的下一步是从身体的这个片段发出"辐射"。由于牵涉到邪恶的辐射，毫无疑问，这些辐射来自身体的下半部分，就是对那个瘫痪女人施加的无法动弹的责罚，以表达对身体的那种事情的蔑视。断头的雕像与瘫痪的妇女之间的"缝合点"使得患者能够滑入瘫痪的妇女的肌肤中。杰曼太太成了迫害者。她邪恶的辐射在她周围的神父和女人当中造成了死亡

180

和病痛。由于"断裂"的特殊性，杰曼太太的精神病的构造使我想起了我在本书第二部分所做的观察。如在瓦雷娜的图示那里，相互分离的具有体验的头部和双腿导致精神病产生的间隙（au hiatus générateur de psychose），而在这里是"断头的雕像"，在已经被削弱（即"洞穿"）了的精神构造中充当了一种破坏性力量。

最后，我想就迫害者在精神病中的性别问题发表一些意见。弗洛伊德[1]说过，在妄想症中，那些迫害者不是同性的情况很少见。在当前的情况下，这个女人竟在男人面前扮演着迫害者的角色。如果弗洛伊德在他非常有趣的报告中谈到"有关客体的选择中的交替"，我认为这种交替是从具有体验的身体[2]的几个部分那里分裂出的角色来进行解读的。

5　头部和躯干的统整

在研究了身体形象的断裂之后，我想现在来展现她是如何得以修复的。

1　西格蒙德·弗洛伊德，《与精神分析理论相悖的妄想狂个案的报告》（*Mitteilung eines der psychoanalytischen Theorie widerspr-echenden falles von Paranoia*），*Ges. Werke* Bd.X，p.234-246，Londres，Imago，1949。

2　在他的病人那里，由弗洛伊德所推测的阴蒂反应在这个意义上可以解释为与"阳具身体"的认同，并因此可以解释迫害者人物的交替选择。

在第十九次会谈中，我把分析的重点放在病人的 181
具有体验的身体上。在这次会谈中，我了解到她前两
天试图修补一件旧衬衣时，把手指刺破了。"针从钝端
插进来。"这种损伤演变成了甲沟炎[1]。因此，我们看到，
病人用针做了一个"反向"的动作，也就是说，针朝
着她的身体，进入她体内。在同一次会谈中她只是偶
然提到，在做弥撒时[2]，当圣杯徐徐升起的时候，她感觉
"有一股浪潮涌向她的胸部"，以至于她害怕自己会消
失。难道她不是用穿透她手指的针头重复做扎入身体
（而不是扎入旧衬裙）的动作吗？这次会谈后，她在与
人交谈时会被一种剧烈的焦虑所捕捉，这是否只是一
种偶然呢？她甚至指责是甲沟炎引发了这种焦虑状态。
从此刻开始，病人走上了在她的具有体验的身体中所
经历的以及她所承担的那条痛苦之路。这些痛苦的状
态被放大到不能再去理发店的程度（第二十五次会
谈）。在第二十六次会谈中，我了解到，她也因为遭受 182

---

1 我在德古尔医生的综合医院看到一种类似的反应，因为这个患者由
  于性冷淡而咨询了这位内分泌专家。三年前，她的第一个孩子出
  生后就出现了这种冷淡。在短时间的分析治疗过程中，甲沟炎就
  已经形成了。与此同时，病人第一次意识到自己多年来拒绝过的
  会阴手术，是其妄想观念发展起来的。病人不想承认自己罹患会
  阴撕裂，并说"她不同意从她的腹部割掉一小块"。在对分析师的
  攻击状态处于非常强烈的情况下，她接受了针对会阴撕裂的手术。
  她的性冷淡就消失了。
2 自第十二次会谈以来，病人已经返回去做弥撒了，尽管她曾经就她
  的状况咨询过的那位神父已经免除了她出席的义务。

一种过于强烈的焦虑和性感受而不得不放弃去看牙医。她的病情正在恶化。从收音机里听到一位神父的声音足以令她产生一种"仿佛一个男人想要穿透我的感觉"（第三十三次会谈）。杰曼太太发现自己的身体像女人的身体。但是，起初她只发现了断裂的"根深蒂固的下半部分"。另一方面，这个"根深蒂固的身体"不再发出有害辐射，它作为一个想要打开的女人的身体那样承受着痛苦。"我在两个世界之间感到痛苦：一个理想的世界和一个深渊的世界。"（第四十五次会谈）

由于这种身体上的困难她不能指望丈夫的任何帮助，所以，我们的治疗变得异常艰难。杰曼太太在第二十三次会谈中说道，她的丈夫三年来第一次与她行房。但是，这种身体的相遇极少发生，在之前的几年间这是常态，而且在她的丈夫那里会引发一种焦虑状态，后者为了"避免前列腺肿大"（！）而宁可选择为妻子手淫。

在第五十二次会谈中，我了解到一个梦，第一次显示了身体形象的两个不同片段的统整。病人看到一个很可怕的女人的头，舌头一直垂到小腹，这个女人用舌头舔遍了她的全身。在长舌女人身上，出现了双性恋的身体形象，从而可以封闭身体形象的断裂。治疗从这一时刻起，病人对精神分析和分析师的阻抗已经昭然若揭，不再隐藏。

根据我刚才所说的梦，我在第五十九次会谈时冒 183 着风险向病人解释了她的身体形象的断裂。那是前一天发生的事情，她从她发病以来（也就是大约两年前）第一次穿过了她以前的忏悔者的花园。她第一次能够和他说话，并且是透过花园的围墙。"他就像我一样。这就是为什么我的力量达到了让他致病的地步。"但是，离开的时候，杰曼太太在花园里看到了那尊断掉了头部的雕像[1]，她被一种不可抑制的恐惧抓住了，于是她跑掉了。整个晚上，她都受到性欲的折磨。我设法让病人明白让她吓坏了的"头部以下"的断裂到底发生了什么。她也认识到了自己的性欲，而这种欲望总是伴随着痛苦，她终于理解了这尊塑像的"断裂"。

6 重新找回的人际关系

从治疗的那一刻起，病人又能够转向其他人了。她在第六十八次会谈中说，她第一次回到理发店，既没有焦虑也没有性感受。在移情中重新找回的双性恋的身体形象在此后得以深化。在第七十四次会谈中，在梦中，我就是那个有可怕舌头的女人，我了解到这点时对我的冲击就如同一次巨爆。另外，病人还告诉 184

---

1 这个圣母玛利亚的头被雷电击中后，在神父的花园里找到了一个地方安放。

我，她总是避免说出分析师用棍子刺入她的肛门的梦。这位女性作为侵犯者和迫害者的角色传递到了分析师身上，而且病人也明白了这一点。

在上一次（第七十七次）会谈中，病人尖叫起来，试图冲我叫嚷，"现在，我要袭击这些女人"。我一动不动，试图解释她对抗这些女性的欲望。她平静了下来，但没有再回来。五个月后，她为我写了新年贺词，她在教区恢复了活动，并在社会生活中承担起了责任。她现在可以理解她的病情了。两年后，我写信给杰曼太太询问她的消息，几天后收到一封相当合乎情理的回信。她的身体和精神状况都很好。"我最终学会了像骑手那样驾驭马的技巧。的确，这匹马，这个身体，它曾经迷过路，之后又被找回来了。"

病人是否找回了她的女性身体，还是只生活在双性恋的水平上呢？ 这封信不允许我们了解答案。但是，杰曼太太已经摆脱了精神病的困扰。

第3章

面部骨骼增大和妄想性怀孕

一名40岁妄想症患者的精神分析治疗

1 法则的违反和精神病的短路

如果我开始在此介绍一位40岁患者的分析性心理治疗，我想说明该案例的报告曾在另一个地方以更简洁的方式发表过[1]，但是，尽管我在那里有过更详尽的案例记录，今天的这次尝试仍不简单。实际上，是要把这项工作纳入（自那时起）我在精神病分析性心理治疗领域所获得的一些假说中。我将根据现有的经验，

---

[1] 吉塞拉·潘科夫，《偏执患者分析治疗中的移情介绍》(Darstellung der Ubertragung in der analytischen Therapie einer paranoischen Patientin)，1954年7月24日在苏黎世举行的国际心理治疗师研讨会的报告；《一个偏执患者的原始视觉反应》(Visual eine Primitivreaktion bei einer Paranoischen Patientin)，载 *Psychotherapie*，n°5, 1955, p.19-29。

忠实地再现治疗过程，并试着对此予以理解和判断。

1953年，我接受了一位40岁女性心理治疗的方案，当时她已经闭经八个月了，德古尔教授在巴黎仁爱医院（l'hôpital de la Pitié）的内分泌科委托我治疗这个病例。跨科室的探索形成了如下报告：艾莉丝·G.太太，离异七年，担任秘书工作，她说她已经有八个月身孕了。这份报告称，据她说，她有一些性关系，并不是没有后果的。在这个"偶遇"之后的几天，她感到胸部肿胀，伴有脊椎急剧疼痛，以及一种不可抗拒的睡眠需求和贪婪的食欲。与此同时，她的面容发生了变化，鼻根变得更宽，脸颊变大。与此同时，她的上颚的牙齿因为患有珐琅质损坏十五年而全部被拔除了。在没有来月经的两个月里，她透过注射进行激素治疗，月经偶尔会来一点。病人声称这些注射是用于流产的。

病人22岁结婚时还是处女，她不想要孩子，结婚十年后，现在的独子诞生了，她说这是快乐的，她住进诊所时孩子八岁了。这个孩子出生三个月后，病人得知她丈夫已有两年外遇。离婚判决后，她获得了这个男孩的监护权。

随后，病人与她的家人保持了两年的亲密接触，此后和一名四十多岁的单身男子发生了恋情，两年后她无缘无故地跟他分手了。在1952年的夏天，她和假期里遇到的一名已婚男子产生了亲密关系。这是八个月前她住进诊所的命中注定的事件，但她对此没有提供确切的信息。

除了无排卵周期外，德古尔教授在其他科室的广泛的临床检验[1]中没有得到任何结果，我于是决定开始心理治疗。[2]

我第一次见到病人时，她给我看了一张老照片，对比来看，她脸部的形态实际上是越来越结实和狭窄了。她还带了两年前进行的颅骨放射性检查照片，是在她拔掉所有牙齿之前照的。她说，她的脸正在发生骨质改变。这个过程可能是由上述"偶遇"引发的，只有通过月经再度复苏才能加以控制。当然，此前从来没有发现她的脸部形态，但是，要终止其恶化迫在眉睫。

至于怀孕，从其真实特征来看，病人有不稳定的评估。她承认自己怀孕9个月时肚子还不够大。相反，

1　雅克·德古尔等（Jacques Decourt et coll.），《下丘脑性闭经》（Les aménorrhées hypothalamiques），载 Presse médicale，n°62，1954，p.1661-1664；雅克·德古尔和耶贝特·德雷福斯（编），《下丘脑性闭经。内分泌学当前主题三十讲》（Les Aménorrhées hypothalamiques. Truente exposés sur des sujets actuels d'endocrinologie），Paris，Masson & Cie，1956，209。

2　这种治疗方法应该具有一种实验性，同时也提供了心理治疗闭经的可能性证据。因此，这个个案被分配在由德古尔治疗的闭经大组，该组几年来都没有用任何激素治疗闭经。（参见，杰克斯·迪科特，D. Med. Wschr.，n°8 (1953)，p.1619-1622，1661-1664。）

在她写信给我的同事不久并被收入诊所后，她说，这次妊娠让她的整个内心都像中了毒。一段时间以后，是关于胎动问题。她说"终于，他在动了"。

从主观层面上来看，病人主要苦于饥饿感，即便药物也不能阻止她的兴趣和意志的缺乏，而且她总是嗜睡。在这种完全冷漠的状态下，我成功地引起她的一次情感崩塌。在我的追问下，病人眼里含着泪承认，如果困倦是如此令人消沉，那是因为她再也想象不出她的八岁儿子的脸了。另一方面，当我试图问她其父母和兄弟姐妹的情况时，她出现了一点轻微的抵触。188 这与她的闭经没有任何关系。在精神病内容之外的对话是不可能的。

面对持续数月的幻觉性感受，还有不断增加的妄想的建构，我从哪里找到勇气尝试分析治疗呢[1]？我在笔录中发现，一方面，病人的人格非常完整；另一方面，建构在作为关系妄想的欲望之上的她的精神病，被集中在"偶遇"[2]这一关键事件上。此外，她提到歇斯底里的症状——乳房肿胀等，在我看来，预后是有利的。而且由于出现了一种我不能清楚定义的嗜睡状态，

1　这个病人以前曾经在两个精神科诊所里被观察过。

2　集中于同一事件的慢性幻想过程的相互联系和反应，参看恩斯特·克雷奇默，《敏感性关系妄想症》(*Der Sensitive Beziehungswahn*)，Berlin, Göttingen, Heidelberg, 1950。

所以我决定，在治疗计划中的假设名义下，把它看作是一种癔症的半睡眠状态。

根据这种理解，我的工作建立在体质状态上。病人呈现出克雷奇默[1]所描述的发育不良（hypoplastique）体质的经典图景。最令人震惊的是脸部中间部分的发育不良，给人一种娃娃脸的纯洁印象，借此，我所建立的指标展现出一些负面价值[2]，也就是说，对整体增长而言，相对已经放缓的头骨基底有了明显增长。

发育不良伴随着一种肢端过小症，由双手和双脚就可以很快判定。鉴于克雷奇默[3]和我的研究[4]，我们知

1　恩斯特·克雷奇默，《体质与性格》（Korperbau und Charakter），Berlin，Auflage，1955。

2　吉塞拉·潘科夫，《头骨基部和面部上部之间的度量报告》（Rapports métriques entre la base du crâne et la partie supérieure de la face），载 Naturwiss Diss.，Paris，1953；《评估人类颅底生长的指数，适用于形态发育障碍的临床研究》（Indice perme antd'apprécier la croissat:lce de la base du crâne chez l'homme et applicable à l'etude dinique des troubles du développement morphologique），载 Annales endocrinologiques，n°14，1953，p.686-690；《显示颅底和面部生长障碍的指数公式》（Indexformel zur Darstellung von Wachstumsstorungen der Schädelbasis und des Mittelgesichts），载 Zeitschrift fur menschliche Vererbungs-und-Konstitions-Lehrl，n°33，1955，p.10-30。

3　恩斯特·克雷奇默，《体质与性格》，见前；《歇斯底里、反射和本能》（Hysterie, Reflex und Instinkt），4° éd.，Leipzig，1944；W.克雷奇默，《作为成熟问题的神经症》（Die Neurose als Reifungsproblem），Stuttgart，1952。

4　吉塞拉·潘科夫，《"一例人体头骨屈曲的调查"》（Untersuchungen über die Schädelbasisknickung beim Menschen），是对构造生物学问题加以多维处理的一个贡献。载 Zeitschrift fur menschliche Vererbungs-und-Konstitions-Lehrl，n°29，1948，p.69-137。

道这些形态学的痕迹与性体质成熟过程中的阻塞有关，而这些阻塞本身就预示着癔症反应。当她还年轻的时候[1]，病人非常引人注目的撒娇以及十分幼稚的运动机能，都处在同一个方向上，弗里德曼[2]已经观察到了这一点。

正是在子宫肌肉塑形的基础上，我构建了我的治疗方法，首先进行了两次麻醉分析（narco-analyses）[3*]，以便在妄想的基础上进入主要事件。在麻醉分析中病人声称，两年来给她做过抑郁状态门诊治疗的医生与她有反复的［性的］关系，直到决定了结的那一天为止。十天前给她打过针之后，她的嗜睡才开始。有趣的是，即使在麻醉分析期间，她也不想提供任何关于她父母的信息。第二次分析之后，我了解到，一个本来愿意娶她的"丑陋的绅士"——比她大十五岁的男人，但根本没有过亲密接触——是这一切的起因。他的丑陋的脸吓坏了她。

190

1　来自与病人姐姐的交流。

2　由恩斯特·克雷奇默所引用的马尔文·弗里德曼的《敏感的关系妄想》（*Der Sensitive Beziehungswahn*），同前。

3　见亨利·艾伊（Henri Ey），转引自 G.E. 摩尔瑟李（G.E. Morselli），《国际精神病学大会·科学和工业时事》（*Congrès international De Psychiatrie. Actualités scientifiques et industrielles*），Paris, Hermann & Cie, 1950。

*　麻醉分析是一种透过麻醉制剂让病人进入类催眠状态进行心理治疗的方法。——译者

　　我允许自己在这里打断，不再按时期和治疗的关系来叙述，以便从我今日的观点来尝试做一种理解。虽然我无法核实病人的讲述，即医生是否在治疗期间与她保持性关系，直到了断的那天为止，但在我看来，违反法律是在发病前就发生的，也就是说，这处于"彼此依存－存在"（Miteinander-Sein*）、与他人的关系以及与她自己的身体的关系的秩序中。然而，在这些人际关系中产生了一些困难：已婚男子成为了这个离婚妇女的伴侣。为了理解精神病，病人的话是否真实根本无关紧要。无论如何，离婚后病人并不是第一次选择"被禁止"的男人作为伴侣。一年前，她和一个已婚男人有了亲密关系，他们在假期里见面。另一方面，与医生的关系导致了精神病。伴侣是医生的事实是否告诉了我们，这个伴侣不得不承担双重角色，即支持者和恋人？这种"双重分配"在艾莉丝太太的历史中有没有一个迫害者模式？在"断裂"（fracture）的意义上，身体形象中是否也会出现"双重分配"呢？

　　由于我不可能进一步深入病人的历史中，所以，我首先对以身体为中心的一些感受产生了兴趣，这些感受与未经验过（vécues）的人际关系相关联。既然身体在"说话"，我在第一次报告[1]中就把这些感受看成是

1　见第185页，注释1。

191 歇斯底里的反应。这些反应被完美地整合到了相应于
怀孕的生理变化的形象中。我想在这里，首先出现的
是胸部肿胀。脊椎的急性疼痛、不可压制的睡眠需求
以及极度饥饿的感觉，已经处于妊娠常见症状的边界
处了。相反，正是在不真实的领域中，也就是说，在
基于生理上正常但不可能理解的情况下，搞清楚艾莉
丝太太的话，而根据这些话，她的脸部同时也会发生
改变：她的鼻子在根部变得更宽，脸颊变大。在身体
形象的这种改变的层面，患者的妄想症找到了它的出
发点。在最开始出现的一些信息并非没有任何关系，
根据这些信息，她曾注意到因怀孕而造成的身体变化，
加之由于十五年前牙釉质的缺陷，她上颚的所有牙齿
都损坏了。

　　如果在综合科室的研究中有可能再了解一些病人
零星的病史，那么在我面前的艾莉丝太太只提到了关
于实际身体变化的信息。从回顾的角度来看，两件事
情对我来说似乎是非常重要的。一方面要注意到，幻
想首先集中在怀孕上，因此它是个仍然"活在"身体
之中的幻想。另一方面，对于一个"被禁止"的人来
说，她的所有内部存在都被毒害了，而怀孕也因此遭
到了破坏。对这个妄想的地点予以干预是没有任何意
义的。病人是困难的而且很难接近妄想，所有这类患
者都是如此。

我后来发现不能从客观法律而只有通过经验过的身体的法则才能开展工作。在我看来，双极的动力学在这里极为重要：艾莉丝太太不断提醒我们，只有通过法则的再现，才能阻止面部骨骼的"演变"。这种身体两部分的耦合，我们视之为隐性动力的强迫症的实质[1]。在还没有了解这些互连关系时，我却已经直观地介入了这种双极的动力学。

在我看来，在麻醉分析中病人的故事是不可能进一步发展的。正如我已经说过的那样[2]，不可能了解到基于病人的人际关系的事物，特别是与她的父母相关的内容。为什么在她的智力结构良好时，她的生活故事的入口被拦住了呢？与医生相遇中的"短路"导致了"针管－半睡眠状态"的反应，对我来说这是非常重要的。[3] 而与一位老年绅士的关系，导致她留下了因他的一部分身体所引发的焦虑。这个男人丑陋的表情吓坏了她，这导致了她的月经中断。值得注意的是，"他整个"的人被替换成了他的脸。所以，这个身体局部发挥着特殊的作用。

1　见第 128 页。

2　见第 187—188 页。

3　见第 189 页。

192   ## 2 身体的法则和原始视觉反应

193
由于病人再也不能想象出她的小儿子的面庞，而且，一张丑陋的脸使她感到害怕，于是我决定进一步去求助于这类形象的对照。在以改良后的形式教导患者进行自主训练[1]之后，我尝试进行默里[2]的主题听觉测验。她在一种极度焦虑中痛苦地吐露了几句话，呈现出一种具有深深的遗弃感、强烈的自我惩罚和混乱倾向的形象。对我来说，至关重要的是她的思想和想象力的空虚，在结构层面上也是如此，在完全没有下文和缩减了参与人物[3]数量的情况下，她的句子非常简单或者会突然中断。

为了进入病人的想象世界，我用她自己的话来面对她，就像她在看到这种形象时所表达的那样。亨利·A.默里已经将这一技术引入了精神分析学中，但是没有在理论层面上加以探索。

1　约翰尼斯·H.舒尔茨（Johannes H. Schultz），《自主训练》（*Das autogene Training*），Stuttgart, Auflage, 1954（*Le Training autogène*, Paris, PUF, 1965）。

2　亨利·A.默里（Henry A. Murray），《主题统觉测验》（Thematic Apperception Test），Harvard College，1943，voir note 1，p.94。

3　另见艾瑞克·斯特恩（Erich Stern），《根据默里测验（TAT）的实验人格分析》（*Experimentelle Persönlichkeitsanalyse nach dem Murray-Test* (TAT)），Zurich, 1954。

　　尽管联想遭遇到一种非常重要的阻抗，透过在躺椅上以放松状态完成的七次会谈中的零星话语，我已经了解到了如下信息：在与那位医生结束关系几周之后，当病人再次看到"丑陋先生"时，她因为他的脸部的丑陋而感到害怕，以至于她感受到在肚子里的一种运动，因而，她得出结论说她肯定是怀孕了。在决定性会谈（默里测验的 15 模板）中，她提到她的母亲被盖世太保逮捕，1944 年 4 月 10 日她的犹太父母都被送去了集中营——她的父亲回来了，但关于她的母亲人们完全没有任何消息。由于之前看过默里的测验模板，借由遗觉的精密度[1]我了解到，在此我读出的一句话或一个词足以让她想起了母亲的被捕。病人坚持要求我不要再提"丑陋先生"，因为她会立即看到让她害怕并导致她"心神不宁的怀孕"的那张"丑陋的脸"。因此，妄想的继发性是按照会引发强迫性效果的光学"机制"来制作的。

194

　　在进入临床演示的其余部分之前，我想在这里打断一下，以重点关注这种让人好奇的原始视觉性反应。为此，我提到四年前我对这一现象所做的双重特征的解释。我将在随后根据我目前的知识来考虑逐个把它融入我对精神病的研究。在我的直观描述中，我把这

1　五个月后，我才知道这个视觉记忆从那个男人的丑陋面孔强加于她的那天起就存在了。见下一个注释。

种双重性格的两个方面描述为"光学机制"和"视觉反应"。首先，让我们来看看"光学机制"的特点。在遗觉[1]中，我们强烈感知到以前看过的一幅画。它不是[此前看过的]这幅画的表象，而是一个真实的具象。由于病人的建构是不成熟的，我首先想到这是一种真正的遗觉现象，从人们及其演进历史的观点来看，该现象通常被考虑为光学知觉的一种无差别形式。我小心翼翼地去寻求，想知道病人是否一直有这种光学记忆。她不明白我的这个问题的意思，这迫使我以其他方式来澄清这个现象。

195

与真正的遗觉那里所观察到的相反，病人会害怕这些图像，她感觉受到了威胁。具象的形象以强迫的方式强加于她身上。强迫会阻碍想象。是的，她是自己创造出的形象的囚犯。这方面在最大程度上与她的独特人格相联系，而且已经超越了在这些遗觉情况下所观察到的东西。自从弗洛伊德[2]开展癔症的临床研究以来，我们知道如何用言语表象去影响形象表象。但真正的癔症已经在她的意识中消除掉了形象，而本该被消除掉的形象却在病人身上以威胁性的具象方式浮

---

1 有关这种类型的实验研究，参见埃里希·鲁道夫·加辛（Erich Rudolf Jaensch），《关于感知世界的结构》（*Über den Aufbau der Wahrnehmungswelt*），Leipzig, 1923。

2 尤其参见西格蒙德·弗洛伊德，《全集》（*Ges. Werke*），vol.1, Imago, London, 1952。

现了出来，而且抑制了一种明显的情感反应。因此，
我提出来谈的乃是一种原始的视觉反应。

这是当时我看待这个事情的方式。无可否认，这
些解释今天看来似乎略微复杂。把这个形象看作是一
种未实现的人际关系的替代品是相当有成效的。但
是，现在让我们尝试用我们已经在身体的形象中找到
的双极性来深化这些关联吧。那个丑男人的脸吓得病
人感到身体在动，并认为自己怀孕了。首先是未实现
的人际关系转化为对身体的反应：艾莉丝太太感觉到
了她身体在动。这种癔症的反应具有无害的基础，现
在却得以扩大了。在这里，病人的身体图像中必然有
断裂。自神经症治疗的精神分析研究开始以来，我们　196
就知道面部可以替代身体，尤其是性器官。但是这里
还有一次跳跃：真实身体的内部被移置到了外部，在
这种情况下，移动到了另一个身体上。确实，这是另
一个身体的"无侵犯性的身体部位"。但是，这部分身
体唤醒了通常与性器官相关的恐惧。艾莉丝太太害怕
这位先生的丑陋的脸。这张脸很难看，这似乎并非巧
合。在病人自己身上发现的防御是在他人——排斥性
的他人——身上所具有的。人的自身形象中的强迫二
极性（la bipölarité obsessionnelle）与人际关系的强迫
极性（la polarité obsessionnelle）是分开来的。这样下
一步就是：这个丑陋的绅士不再需要在那里；一个词

就够了，病人在她面前亲眼看到了。分析治疗施加的
压力越大，"外部"就越有必要被感受到。因而，妄
想在此便扩大了。

这是一个打断这种原初反应的问题。目前正在上
演的妄想性幻想（*Wahmbildung**）并不是我工作的基
本困难，相反，我把它们解释为从我的干预开始的一
种治疗过程。治疗的真正困难来自于病人拒绝讲话。
她害怕一种合理的害怕；因为面对着原始的视觉反应，
言语表象透过形象而被转化为具有真实内容的表象。
当我用一个词语来唤起她的记忆的时候，"丑陋的绅
士"的面孔真的威胁到了病人。在这里，我们处在强
迫和幻觉之间的边缘地带。病人不再能够构想一种形
象作为表象的支持物。

由于言语的治疗路线曾被完全阻碍，我求助于
行动，一种包纳病人、我自己和病人的母亲的行动。
行动应当包括病人和我自己，以便在行动的某个时
刻，言语可以在我们之间突然来到，也就是说，一个
真正的分析将会成为可能。我选择了母亲作为第三
人，因为对于她的母亲来说，在治疗性会谈期间对病
人的影响是最强的。在她谈到母亲的那段话后，她
剧烈呕吐起来，导致她要求做剖腹手术去"找出异
物"，并修通"堵塞的卵巢"。由于病人的母亲在同
样的年龄时切除了卵巢，因此，我将这种与母亲的

认同一起纳入了病人发展出的原始视觉反应的制作中。换句话说，我假设母亲的形象是以强迫方式被无意识地强加给病人，以至于她附在病人身上了。我的目标是从这个以强迫方式附体的母亲出发，制作出一个"大写的母亲"的表象内容来，也就是说，真实地制作出一个母亲的形象来。我向病人暗示，这种"大写母亲"的表象内容只能从外部进行，也就是说，在主体间关系中进行；换言之，问题不应该出在病人的母亲那里；然而，这个母亲必须被触及，必须被释放出来。还会有什么比在行动中包纳我自己的母亲更自然的事么？我让病人给我的母亲织一条围巾。这个行动符合我最初设定的治疗条件。病人在编织，因为我向她要求了；不是为了我，而是为了我的母亲。

我给病人一团白色的羊毛线球和一团黑色的羊毛线球。至于图案的选择，我完全随她的意。

她从黑色的羊毛线开始织，然后是不断扩展出的白色条纹。我没有施加任何压力，她仍带着最大的阻力才完成了这项工作，不断地重复她前一天就已经完成的部分。然而，围巾最终完工时，白色条纹的宽度减少了，黑色条纹却越来越多，占据围巾一半的中央部分是黑色。从她开始编织的那一刻起，她就威胁要

198

自杀[1]，以防再次被送回诊所。当前问题已经不再是她老想睡觉了。

为了确保所选择的治疗方法是正确的，我尝试了一次在沙发上会谈（这是第七次会谈），此时我参照的是病人对默里测验的第18个测验板所进行的反思："一个女人和一个女人。她抓到了她公然的不法行为。"病人只发出一声尖叫；她没有关于这次模板的任何记忆，这与她的其他六个模板的光学记忆是相对立的。明显的遗觉反应被废除了。强迫的束缚被解除了。我把她遗忘的内容告诉了她，我跟她谈起了她的母亲。病人立即变得平静，然后详细介绍了她母亲被捕时的情况，并提到了她正在为我的母亲编织的围巾，问我她是否可以去找我母亲。在编织和"大写的母亲"的表象内容之间搭起了一座桥。但是，在工作中这样寄托着希

1　遗憾的是，在这项工作中，我不可能更详细地提出在把妄想世界的衰退整合到实在世界的过程中［经常］发生的非常有趣的抑郁反应。见：梅莱妮·克莱因（Melanie Klein），《精神分析的新方向》（ *New Directions in Psycho-Analysis* ），前引书，p.15。《对躁狂抑郁状态的精神起源的贡献》（A Contribution to the psycho-genesis of manic depressive States），载 *Int. J. of Psych.* （1935），n°16，p.145-174；米歇尔·巴林特（Michael Balint），《原初的爱和精神分析的技术》（ *Primary love and psychoanalytic technique* ），International Psychanalytique Library，New York，1953；贝特拉姆·D.勒温（Bertram D. Lewin），《兴奋的精神分析》（ *The Psychoanalysis of Elation* ），Norton & Co., New York, 1950；格里高利·兹尔伯格（Gregory Zilborg），《论自杀问题》（Zum Selbstmordproblem），载 *Internationale Zeitschrift für Psychoanalyse*, n° 21, 1935, p.100-102。

望的时刻实属罕见。

我们看到引起强迫性效果和位于更深层的癔症内 199
容的这些形象是如何相互区分开来的。[1] 如果成功触及
这个更深的层次，那么就会发现强迫性形象的上层结
构会在短时间内爆裂。从原则上讲，人们可以在强迫
性神经症中遇到相同的反应。我们看到，关于精神病
的边界不是由反应的进程决定，而是由其所在的场所
决定的。精神病的破碎的场地极少能够提供这种类型
反应的可能性。这意味着继续工作并不是令人鼓舞的。
如果我回顾当时选择的治疗方法，现在看起来会很复
杂。那么，对此该如何解释呢？我试图找到一种方
法，让病人进入她的存在的历史维度中。所以，当她
为我的母亲编织围巾时，我就创造出了一个"三元情
境"。但是，这种情境从根本上看是二元情境，因为在
羊毛线的作用下，病人与一个旧的"联系"重新连接，
而且从未与母亲切断过。这样产生的三元情境被截断
了，它可能会导致下面的公式：艾莉丝太太和她的母
亲（作为一块断岩）[2]；分析师。我现在想尝试展示我是
如何在这个基础上，也是在一次痛苦的工作中，在我

1　关于个体发生的分层：癔症、强迫症、妄想，见安娜·弗洛伊德
　　（Anna Freud），《自我与防御机制》（*Das Ich und Abwehrmechanismen*），
　　Londres, Imago, 1946。

2　见第 116—117 页。

最初的探索中以极小的步伐困难地开展工作，以便实现所谓的结构化。

3 面部长出骨头的幻象

为了让艾莉丝太太明白妄想的爆发，我想谈谈在我最初的报告中没有提到过的事件。在最初的七次会谈中，有一次我用病人回答默里测验时所说的话来和病人对质，我重复了她对板块14所讲的话："一个试图逃出集中营的坏人。并不是没有带着他想要的东西。他从敞开的窗户逃走了。"

我一周前慢慢读出与板块14相关的艾莉丝太太自己的话，她回答说她太神经质而无法讲话了。为了不与严重的病理状况失去联系，我说："如果这个坏人是医生呢？"她立刻说，她觉得好奇的是没想过与这个男人的上次会面。在性交中，他一直使用一个安全套。她最后一次去他家时，这个安全套被撕坏了。他给她看了，并且要求她去洗澡。

"夫人，你知道冷水会杀死精子。但我没去洗。即便是在家里。我也不知道为什么。"[1]

十天后，饥饿感再度浮现，与此同时，她也开始

---

1 原文为法文。

恐惧这个"丑陋的先生"。事实上，她之前就已经注意到了，这个秃头无牙的老男人很丑。但是直到这次"冲击事件"之后，她才开始害怕这个老男人，这种恐惧才引发出她的身体活动，从而造成这场"心神不宁的怀孕"[1]。

在下一次会谈中，当她谈到逮捕[2]她的犹太母亲时，我了解到盖世太保在她"排队"[3]买食物时曾让她惊慌过，我明白"排队的意外"已经触及更深的层次。正如我上文已经提到的那样，[4]在说到母亲被捕之后，艾莉丝的呕吐就开始发作了，在这种情境下我有了这样的想法：呃，"排队的意外"[5]导致艾莉丝太太又一次恶心，并引导她去谈论胎动。她怎么能明白她从母亲的被捕过渡到了"妊娠反应"呢？当然，在癔症情况下，由"排队"[6]*这个词引发的形象表象足以将呕吐和胎动解释为"身体的语言"。但这些事情将会超出这些癔症反应。艾莉丝太太怀孕时发生的妄想并不完全遵循这一模式。

---

1 原文为法文。
2 见第193页。
3 原文为法文。
4 见第197页。
5 原文为法文。
6 原文为法文。
* queue 的法文除了"排队"的含义，单独用还有"尾巴"的意思，经常隐喻阴茎，所以作者说这个词会和怀孕联系起来。——译者

这种妄想表明，身体并没有发生与怀孕同质的应有反应，而是出现了一次断层。在这次断层和她母亲被捕之间会有什么联系么，也就是说，艾莉丝太太撤销她的女性存在的做法就好比她母亲的生命被别人的暴力所撤销那样吗？她是否可以同时生活在被毁灭的母亲的身体里，并且通过扮演"伴侣角色的情人和医生"的双重角色，她可以在自己的身体中、同时也在她母亲的身体中与他相遇么？这场"怀孕"从一开始就注定要走向她的丧失，这是否因为与男人相遇的既是你的身体，也是属于母亲的身体呢？

确实，妄想性怀孕并没有首先影响身体，而是先影响面部。面部的骨头开始生长，随后，仅是下腹部感到不适。"卵巢堵塞"和"异物"是妄想后期阶段的产物。必须［指出］的是，除了胎动之外，在身体[自身]中并没有"增长的过程"，相反，妄想揭示了这些组织的死亡过程。这是什么意思？

病人的身体形象中暗含[1]的假设性断层得到了证实：内在的身体部分可能同判处死刑的母亲的身体一部分相关，它仅在"坏死"的过程中被经验到了。而怀孕已经不能再被经验到，即使是在妄想的情况下，在下腹部也是如此，而［仅仅］只能在脸上。无可否

---

1 见第190页。

认的是，艾莉丝太太不时地告诉我，她脸上的软骨部分也在改变，但是，妄想的"重心"却一直位于成长着的骨头中。[1]为了使这个"面孔的洞"成为全新的，就必须把所有的牙齿都拔掉。[2]我们必须从这个全新的开始来得出结论吗？艾莉丝太太应该回到某个身体形象的阶段，而在那里骨骼的成长仍然是可能的？是否应该拔掉所有的旧牙齿，以便让新牙齿能够长出来呢？艾莉丝太太确实从来没有说过她在等待"新牙齿"。但是有一天，我问她为什么留下拔出来的东西和临时的假牙时，她变得非常有攻击性，她说因为她没有找到做一副成品假牙的"时间"。最后，她希望这些时间能为她发酵，而她从身体里寻找的这条"回归之路"将会带来一个新的未来。

如果我们将这些观察结果整合到我的动力结构化方法中，那我们就可以观察到以下几点：我在病人那里抽取出破坏性的幻想，为的不是把它们激活，而是在那里创造一些"动力的损坏"。我把面部长出的骨头作为一种结构化的幻想，强调我所有工作的一部分是

1　我与"骨"的精神病治疗打过好几次交道，并且假设在精神病中，骨头代表"稳固的中心"。它们在我看来是"坚固的无法被损坏"的东西。在治疗后期，当患者能够碰触到时间的维度时，骨头也可以被认为是身体的一部分，这使得生长的过程成为可能。

2　我完全认识到，为了治疗神经症，放弃"与客体的关系"的整体性这种纯粹的现象学方法是不够的。

建立在脸上，而另一部分是怀孕和长大的动力学的一种延伸，即从脸部到身体，通过发展面部骨骼结构化的幻想使我的双手从头部、胸部或身体出发来回运动。当病人竖起耳朵时，我只是乐于提到："是的，它在长出来。"

我的总结是：面部长出骨头是一种结构性的幻想，首先是因为这些骨头被引入人际关系领域。可能的怀孕成为一种冲突情境，因为对方是一位已婚医生。但脸上不断长出骨头也将我们带入具有体验的身体的法则（la loi vécue du corps）中。通过用脸来替代小腹部，身体形象中的断层被突显出来，并且这是治疗进程成为可能的地方。

4 人际关系的侵入和再认

在研究了身体形象的断裂之后，我现在想详细描述一下艾莉丝太太是怎样把自己从正在萎缩的那一部分身体中解救出来的。一个旧的身体形式破裂在从精神病到妄想特质的所有形式中是不可或缺的，因为作为具有体验的内容的身体形象在很大程度上是被丢弃了的，唯一剩下的是妄想的僵硬的框架。[1]没有侵犯，

204

1　见第二部分。

旧有的身体就不可能从它的囚牢中被解救出来。

　　经过两个月的治疗，患者看到室内睡在床上的老年妇女会感到强烈的害怕。最初的妄想观念，即她的脸会吓到其他人，突然间变成了病人和医生（除了主任医生和我之外）会嘲笑她的妄想观念，并且由于她的脸而被拒绝进行闭经治疗，护士也没有给她处方药。这种改变并非巧合。病人的阻抗把她推向了攻击性。

　　病人解开了给我母亲的黑白条纹的围巾线，她还主动为我织了一条白色围巾。然后，她离开了诊所，以便强行实施剖腹手术。她拿走黑色的羊毛线，通过气动管网来信道歉，她和她的哥哥一起来到我家，三天后回到了诊所。然后，她写信给主任医生、我和巴黎的各位医生，以便强行获得一次手术。

　　我仍然设法了解到了病人的一些既往信息。她对被迫离婚感到遗憾。这也牵涉到一位女性朋友的角色，后者把她送到了医生那里，而这位医生跟她有了这段命中注定的关系。这位女性朋友曾用扑克牌给她算命，并预言她会和这个医生有亲密关系，她会有一次"古怪的怀孕"[1]，她会在街上痛苦地结束自己的日子。在会谈期间，患者出现了一种奇怪的强迫行为，这很有趣。随着会谈的进行，出现了越来越多的攻击，在五

　　　　205

―――――――――――

1　原文为法文。

分钟内便会定时发生，艾莉丝太太会突然从椅子上站起来——只有前七次是在沙发上进行——去寻找一面镜子或房间里其他可反照的表面，在我和反照的表面之间来回走动。我将更详细地回顾这个"镜子仪式"[1]。

当她得知我要去拜访我母亲的时候，她为我母亲织了一条黑色围巾，就在那个时候，她也为我织了一条白色围巾。在我离开之前，我给了她一些紫色的羊毛线，要求她在我不在的这十二天里为我织一条新围巾。我曾小心翼翼地试着将她安排到一个特定的房间，当我回来的时候，我注意到她非常兴奋，因为其他病人说会帮助她获得一次手术的机会。没有任何解释，她离开了诊所，并写信告诉我她害怕被拘留。对她被驱逐而死的母亲的认同尚未发生。这里有一段时间的中断，其间，她在巴黎咨询了六名不同的医生，在另一个医疗诊所强行做了一次剖腹手术并留下住院，之后，她又回来了。我经常收到信件，这清楚地向我表明，我是作为她假想世界中的保护性母亲而参与进去的。我只是在她要求的时候才去拜访她。

在这个激动的漂泊过程中，是自我惩罚的机制在运作。病人多次任由自己被她的哥哥诈取财产，她又用大笔的钱来支付手术费用。她第三次回到诊所后不

1　见第224页。

久——在两个月的离岗之后——她得知公司已经解雇了她。在她第一次接受麻醉分析的过程中，"付费太贵"[1]这句刻板的表达突然变化了，而说成是"我受够了惩罚"[2]。

她现在以一种令人担忧的侵犯性，直指与所遇到的命中注定的医生。她想买一把枪杀死他，然后再自杀。除了用餐时间外，她在洗手间待了一天，没有跟任何人说话，勉强来参加我们的会谈。精神病的战斗白热化了。我没有公开指出她对我的攻击性。在这种几乎绝望的情势下，这种关系也同样可能让她与我决裂——她甚至都不再打毛线了——当她在一个清晰的时刻做出一次反讽式的反应时，我尝试说服她再做一次默里测验。经过二十六天的斗争——我们处在治疗的第八个月——我成功了。她曾经拒绝再次使用这个测试的论点是："我头脑里什么也没有。"[3]病人找不到一个更好的方式来表达她的思想世界的空虚。或者她会（抱怨）说："只是让我来讲。"所以，她拒绝说话。

然后，当她看到第一个测验板（拿着小提琴的男孩）时，她尖叫并从沙发上跳了起来，泪流满面。我猜她看见了她的小男孩。接下来的不是经典意义上的

1　原文为法文。

2　原文为法文。

3　原文为法文。

测验，而是带着幽默和讽刺进行的一场生与死的斗争，在前十张测验板的每一张中，我成功地了解到了她生命中的很多事物。测试结果对于我来说比我参与的治疗过程还更为重要。

在对第一次默里测验的那些形象进行对质之后，在同一天下午，发生了以下事情：患者重新找到我的黄色羊毛线——我原以为这些羊毛线被偷走好几个月，再也不对她造成影响了，她却自发地开始织围巾。她给那位医生的母亲写了一封信，原本应该因为"偶遇"而被那个医生审查的[1]，她要求这位母亲来帮助她，以便让其儿子为她做点事情。在四个月之后，她接受了她九岁儿子的拜访，并写了一封明智的信给那个代替她岗位的女人。

在对第二部分的默里测验对质几天之后，她自发地说她的病有两个起源，其中一个是器官性的起源，即由第一次注射引发的停经。只是这个理由，对"丑陋的先生"的恐惧才会引发她脸上的转变。她认识到，在这个层面上，做心理治疗可能是有效的，这点本是目前为止她所拒绝承认的。从那一刻起，我每周三次在沙发上与她进行会谈，但是，我每天都能在诊所碰到她。

---

[1] 原文为法文。

几天后，她设法与她新房间的邻居、一名孕妇谈话。起初是转过身背对对方，以免她自己的"脸"会影响到胎儿的成长。与此同时，她开始自发地为这个怀孕八个月的妇女的胎儿编织毛线衣。在一次会谈中，她叹了口气，说："如果我能为自己的小孩打毛线就好了。"她承认已经忘记了她想要生一个医生的孩子的欲望。这个孩子到现在本该有八个月大了，就像那位孕妇的孩子一样。即使不久之后，她又回到了这个怀孕的愿望中，那也不再是"臭味"或"异物"的问题，只是医生的精子仍在其中。因此，身体下部以器官的方式进入了要怀孕的欲望中，身体形象的断裂被治愈了。在这里，我们以非常清晰的方式看到，病人在分析的相遇之外自发建立起来的最初的主体间关系如何带领她，进而在她的身上唤醒，然后回忆起位于她自己妄想的根源性的欲望。从现在开始，她的精神病被拆掉了。妄想状态将息下去，就如同伤口愈合后的痂皮脱落那样。而且，正如处在愈合中的伤口一样，身体形象中被愈合的断裂和她从那时起所扭结起来的主体间关系也出现在了我面前。我对此只提到了几点：这是一个相对年轻的病人，在患了肿瘤后的怀孕期间失明了，她的未婚夫抛弃了她并让她独自带孩子；她给一位年纪很大的病人织了一件漂亮的外套，虽然有点过小。这位老妇人在困惑状态下离开了房间，在诊

208

所入口处被捕，在转到精神科期间被"遗弃"而亡了。因为是件"太小"的夹克，病人受到了很多指责，如果能让老太太复活的话，她会织一件新的。对于她被驱逐出境的母亲的命运仍旧没有任何直接的解释，我自己满足于去强调病人［自己］所带来的这些材料，描述的是在抛弃中的死亡、被他人的权力所消灭。从那一刻起，她和姐姐恢复了热情的关系，自发地为她的儿子织了一件漂亮毛衣。这样也就打开了从自己的儿子身上获得爱的门户，后者在课堂上学业良好，我对她说了这样的话，而这些话应该会鼓动她对他的未来充满信心。有一天，当我问她为什么不再为她的儿子编织衣物时，她几乎没有回答，伸了伸手告知我说他可穿的衣服已经足够了。

只要主体间的关系看起来足够坚固，我就可以透过要求病人考虑她的日常行为来努力摧毁精神病的剩余部分。我设法让她不再去卫生间避难，甚至不要去看墙，而是看看其他病人。然后，她开始为减肥而战，据她所称，因为"血的流入"减肥是不可能的。她学会走上楼梯，走进她因为不得不躲避别人而一直拒绝去的花园。减肥持续了十天。她减少了体重，这被认为是一个奇迹，因为"血的流入"本来不可能减肥。随后，我为她在诊所的住院日期设定了一个期限，即最多再住五到六周的时间。从这一刻起，她就开始失眠和头痛了。

在会谈期间，我仔细解释了这些症状可能会延长和在诊所继续留院的机制，于是一场癔症发作了。她拍打沙发，咬了好几次胳膊，跑到窗户旁边，冲向我，但她没有敢打我，而是再次打在沙发和她自己身上。这次会谈之后立刻发生了持续一天的月经[1]，攻击已经公开地指向了我。然后，病人试图在她的哥哥的帮助下找份工作。同时，她开始照顾她的儿子了。她为他编织了一件上衣，虽然马上就要过季了。有一天，我问她为什么不从诊所里请假一天去见见她的儿子，她哭了起来，带着这个准备见儿子的视角，她告诉我说："我已经给他做了一个价值一万多法郎的礼物。"在她离开诊所之前，她答应把在我休假期间她织的紫色围巾还给我，在洗干净之后，她就一直妥善保存着。但是她忘记给我了。所以，在治疗的最后一天，我要求她把为我织的围巾还给我。正是在这里，经过整整九个月的治疗，如果我敢这么说的话，"拯救的线球"的临床史就结束了。

我今天重新考虑我的最初叙事［的笔记］忠实报告的治疗过程，我看到我的治疗工作有两个不同的层

210

1　这种出血在多大程度上与十天、八天和六天前分别做的三次注射新斯的明有关呢？我们只能让这个问题保持开放。对于一些临床研究，见第186页注释1雅克·德古尔的著述。

面：首先是像"人际关系的开端"这样的治疗主线，与之齐头并进的是从崭新的未来排列她人生的历史；然后，尝试在艰辛的工作中恢复病人的想象世界。艾莉丝太太的身体形象的缺陷阻碍了她进入想象功能的大门。通过发现结构性的幻象，产生了恢复想象世界的可能性，从而创造出新的未解离的身体形象。尽管艾莉丝太太能够通过攻击打破旧有的身体形象，但由于她的出院，我不可能在她那里继续发展出成熟女人的身体形象。

5 复发危象

在恰好九个月后停止治疗时，我非常清楚，如果条件允许的话，本来可以更好地分析艾莉丝太太的强迫症结构。但由于她出院了，不可能有更长的治疗时间，我精确地在九个月后切断了这条脐带般的"毛线"。

现在我们来听听艾莉丝太太在这样的"诞生"之后如何找到一条回归生命之路。我的叙述基于一些信件、1954年10月在诊所的个人经历以及德古尔医生的报告，德古尔医生在治疗结束一年后见过这位病人，并认为她的妄想已经痊愈了。如我所预计的那样：病人已经回到她的公寓生活，而且参与到工作中。现在我们从她的出院开始复原她的旅程吧。

当我停止治疗时，关于她去疗养院接待病人不在协商中。艾莉丝太太在一位在诊所工作的社会工作者的帮助下接受了一些准备性工作。这位社会工作者是一位高效的、母亲式的女性，她非常清楚如何对待病人。如果没有这种良好的合作，无疑不可能保持之后的治疗过程。

1954 年 10 月我在诊所再次见到艾莉丝太太之前，她写给社工的七封信就像是一阵欢呼声。这是从我度假的那一刻开始但事后才发作的躁狂反应。当艾莉丝太太得知她被允许离开诊所并去疗养院时，她拥抱了值班的护士们。她在给社工的信中试图用诗的形式表达她重拾的生活乐趣。

尽管她那笨拙的诗句非常粗糙，但我们不能低估生活乐趣的这种形式的表现力。艾莉丝太太从来没有真正的假期，她想"拥抱全世界"（1954 年 9 月 10 日）。"每个人都在和我说话，他们把我宠坏了。我再度找回了与我所处的现实的接触（1954 年 8 月 11 日）。"病人的心所掌握的现实"部分"是什么呢？她在第一封信中谈到了疗养院，她说通过植物她重新发现了世界的美丽。正是在花朵中的创造找到了一种意义。如果在这个时候她找到一位她称之为"拯救者"的新医生，后者擅长"植物疗法"且曾在疗养院与她交谈过，这到底是不是一种巧合呢？

　　离开诊所的头几个月，她每周都会咨询这位医生。他给她按摩了背部，并且给她开了草药茶。赞美花，赞美那些"抓住了艾莉丝太太的心"的花，以一首赞美她的"拯救者"、"植物医生"[1]的歌曲达到高潮。对于病人来说，通过植物世界才得以重生，这些植物必须被内摄入她的世界才行。作为花朵，艾莉丝太太获得了生存下去的权力，而她本想要的是她的灭绝！这里与创造"人-花"的病人瓦雷娜[2]很相似。在这两位病人那里，作为"花"而存在的方式是由于她们所有的沟通能力都局限于与大气世界的交流中而被显示出来的。只要高兴地向阳光和"世界"开放，艾莉丝太太现在就会感受到这个"世界"是如何进入她的（身体内部的）。它没有一种真正的"内摄"，也就是说，在透过身体由一个真正的"通道"来同化的意义上。但是，当她们活着的时候，艾莉丝太太和瓦雷娜女士都重新回到了生活中。

　　除了花的颂歌，病人在她给社会工作者（即1954年8月5日）的第一封信中，还提到过"池塘的鲤鱼"。因此，患者通过水发现了动物的生命。这个池塘位于一家养老院的花园里。

　　这是她想带她儿子去的地方，在那里他应该能与

_____

1　由我重新添加。

2　见第127—128页。

她一起分享她的喜悦。这不就是在这里所经历的一种新生吗？在1954年9月2日寄给主任医师的回信中，病人提到了她当时即将离开"她之前的生命隧道"，这是否只是一个巧合呢？她歌唱的光亮第一次照进了她的生命。艾莉丝太太把新生活融入了她的历史之中，这一点很重要。在给主任医师的同一封信中，她谈到了进入我们的诊所之前，在两家精神病诊所留观期间所遭受的折磨。她觉得她差点就没法逃离黑暗了。

在我与艾莉丝太太交谈期间，我获知了她的消息，并且询问她如何看待她重新回归生活与我的关系，我得到了以下回应：

第M封，1954年9月"13日"

医生夫人，收到了你的三封信+附有电话以及贴了邮票的信封。

感谢你好心地询问这个"可怜的潦倒者"的"不管怎样"的消息。

我不太记得我来"月经"的日期了。这个应该是写在病人13号床的床签上的[1]。你记得每次被打针后（我被刺了一下下+，少一点！），那一刻，会出点血，非

1　病人自己称她的床号13为"Lise N° 13"（丽丝13号）。在我看来，十三号的日期不仅被三度强调，而且还加上了引号。因此，这个在信的最后的丽丝，作为床和病床，也就是说，作为一个对象，被划上了杠，成为一个人，而且带着一种强迫症性的犹豫而进入到一个日期中，即进入到能登记她的生活的一种可能性之中。

常少，而现在也已经二十个月了（好的结果）：这并不是科学的错！更不是德古尔教授的错。真正的责任归结于你最终所发展的这种"微妙"而"痛苦"的方式；我非常感谢你（为此我"全心全意地"为你制作了所有这些礼物）。

如果我处在你的位置的话，我会烧掉那条紫色的围巾[1]，因为我不止一次戴过它，所以对你而言那样会更好。

医生女士，我的病历上还有一封信。什么病历啊！这是一座真正的山：美丽［优美］的小说"Lise N° 13"（莉丝13号）[2]。真是个悲剧啊！还真够小（我想说在我小时候）等等，等等。致以我崇敬的心意。

莉丝

对我的这种攻击态度，不再导向逃进妄想中，同样展现了出来，而在十月份，病人出现在诊所，在那里，勇敢的社会工作者挽住她的手把她带到了我家。病人面带喜悦地告诉我，科学无法治愈她的病。她的"救世主"和她的药用植物会使她重新回到生活中。只

---

1 这种反思表明，作为这位女病人身体的"一部分"的对象，现在必须成为［属于我的］身体的"一部分"，病人接受这些旧的身体形象的形式已经被火一般的过程所燃烧殆尽。与对象的相遇让位于人际关系。攻击性对打破身体的旧有形象而言是必需的。

2 参见第213页，注释1。

有这样，她才能再次得到安置。她向我咨询是因为她 215
停经，而没有月经的女人就不再是个真正的女人了。

　　有趣的是，从我们互相回顾的那一刻起，致社会
工作者的信就不那么兴奋了。与我的这次会面使患者
回到了具体的生活中。1954年10月27日，在她去诊所
后不久，艾莉丝太太询问社工，我能否帮她找一个医
生助手的工作。我告诉社工，这不是我管的事。1955
年1月，我收到了艾莉丝太太的一张非常温馨的新年贺
卡。询问过我的那位社工在1956年3月29日通知我，
艾莉丝太太发现了一个有趣的职位，并会定期去工作。
如果不可能再有关于她情感生活的更详细的信息，那
么，至少她已经逃脱了她的错觉。她正常地安顿了下
来，但常常饮用她的药用茶，并不时向她的医生咨询，
她不再称其为"救世主"。

第4章

镜中的双重影像[1]

一名30岁处于强迫思维和幻觉的边缘状态的
女患者的精神分析治疗

1 首次咨询的强迫症过失行为

　　巴黎的一位同事托付给我一位病人，30岁女患者要求开展书面咨询。她可以前来面谈，但她说，只有当我先向她解释了我的治疗方法之后才行。只有这样的前提下，她才能决定治疗能否帮得了她。我告诉她，亲自前来的话会更好。她提到她只有周六才有空，于是，我就预约了接下来的某个周六。她没有来，不过，

---

[1] 如果我想透过本章的标题，安置结构化幻想与解离精神病的存在体验之间的相关性，那么标题就应该是："镜中的两半和双重影像。"但鉴于"镜子"的存在，我们正在处理一种边界状态，我想在选择标题时，更多考虑幻想和精神病体验的重合，所以，才取了这个标题。

次周我收到了第二封信。她解释说，"错过约谈"并不是她的"过错"，她并没有"促成"约谈。她在信中确认自己记下了L街36号[1]。事实上，她写下的是L街17号，那是我住的地方[2]。到达巴黎第十六区时，她得知那里并不存在L大道。她打电话给咨询台，了解到只有一条街叫这个名字。于是她这才赶到了L街36号。她在信中写道："看到那栋房子，我立刻知道那不是我要找的地方。"然后，她就去见了守门人，后者告诉她这条街的36号并没有任何医生。在几家小店（商店）店主的指引后，她知道在巴黎的另一个区里有医生住在L大道的26号。她搭乘了一辆出租车到了这个26号的地址。那里确实有一个医生，但不是她正在寻找的那位。她回到L街，然后就被送到了当地派出所，在那里也没人能帮她，因为这所公寓并不登记在我名下。病人在信中写道："一切都在跟我作对。"

最后，她打电话给那位把她转介给我的医生，但他又恰好不在家。在花了一个小时寻找我之后，她放弃了。

这封信中的两件事对我来说似乎非常重要。我首先注意到病人对L街36号的反应。"看到那栋房子，我

---

1 卢文达尔大道？（法文译者）
2 Longchamp街，吉塞拉·潘科夫以前的住址。（法文译者）

立刻[1]知道那不是我要找的地方。"病人"知道"36号
是错的。事实上，在这两封信中，地址都是对的。因
此，她在信中是能够认出正确号码的。然而，当她必
须亲自去见医生的时候，她身上的某些东西干扰了她。

道歉信引起我注意的第二点，则是病人在寻找我
219 家的过程中形成的特定的强迫症结构。在两条不同的
街道之间往返并不是最根本的元素。这种摆荡在强迫症
患者身上实在太过常见了。事实上，这个数字是36而不
是17，对我来说这一点更为重要。当我读到这封信的时
候，我产生的一个观念是，36是两倍的17加上2，所以，
我觉得双倍或两倍应该在病人的生活中发挥着作用。

2 镜中双重形象的幻觉

当病人最终来到我家时，她对自己的病情做了充
满活力且开诚公布的描述。当被问及为什么需要医疗
咨询时，我了解到，当她16岁在镜子中看自己时，她
看到了两个人。她来自比利牛斯省的一个村庄，父母
是西班牙移民。十四岁时她遭受过极大的打击。这发
生在她小学学业结束的时候。为了准备毕业证书，她
需要一张出生证明。正是在这种情况下，她的老师告

---

1 着重号是作者加的。

诉她，她是在父亲去世后母亲在寡居期间出生的。所
以，她不能再像她的哥哥姐姐那样用同样的姓氏，而
必须随母亲娘家的姓。

尽管她经历了这个具有巨大冲击性的"揭示"，但
当时她没有任何感觉。两年之后她十六岁，病人形容
为"巫术"的一些"怪事"才开始逐一发生。

在她叔叔的房子里，有人说曾听到过这个叔叔
的声音。这位叔叔是她母亲已故丈夫的兄弟。而对于
我提出的关于这个声音的问题，病人回答说，那是她
自己从来没有听过的声音。"这发生在我叔叔的房子
里。据说这个声音是从柜子里传来的。所以我一直害
怕待在这个房子里。我害怕有人会触碰我。这面镜子
以不可抗拒的力量吸引着我。而我叔叔的房间就在旁
边。一天晚上，我独自上楼去看书。我试图照一下镜
子。那·一·刻，发生了一些事情。我感到在我的内部有
两·个·人·。从那一刻起，我·感·到·自·己·被·人·尾·随·。"我并没
有插话，过了一小会儿，她告诉我说她很迷信，例如，
她避免有十三个人同桌，因为最年轻的那位可能会死。
她从来不从梯子下方走过。她绝不会扔掉面包，因为
这可能会冒犯上帝。在桌子上两把餐刀交叉放可能会
带来厄运。片刻沉默后，她承认她至今仍旧不敢照镜
子。她总是害怕再见到两个人，就像当时在她叔叔的
房子里一样。如果她的房间里有一面镜子，她必须把

220

门打开，否则，她就会睡不着。沉默一会儿后，她又补充说："有两个人住在我里头。恐怕其中的一个有可能会伤害到我。"

我没有继续让她陈述，而是询问了她的家庭生活。她22岁时与一名工匠结了婚。她的女儿七岁、儿子五岁。性行为对她来说从来没有什么特别的，但她并不是性冷淡。我问她是否做过噩梦，她说做过，是在卢尔德市*，而且是她到圣母显现的伯纳黛特朝圣期间。在卢尔德市，她晚上醒来，发现自己坐在床上，汗流浃背。她以为有人在追她。我问她最近是否碰巧也做过梦。她讲述了前一天晚上的梦："我母亲生病了。两位医生在那里。蜡烛使得周遭有微微光亮。一位医生用镊子把我母亲的眼球夹了出来。"

初次会谈信息丰富，奠定了分析治疗的基础。我与病人联系的总时长，包括两封信，已经延续了九个半月。在第一次会谈后，病人还进行了十七次会谈：两个半月期间共有十次，然后，因为我的缺席而中断过一个月；之后，接下来的两个半月做了六次会谈。最后一次会谈是在两个半月后举行的。因为来回路程和她的工作业务的原因，治疗一开始她只能每周来一次，以后则改为每两周一次。但是治疗是有效的。

---

* 卢尔德是位于法国西南角比利牛斯省的一个小镇，以卢尔德圣水而闻名。——译者

3　两半的幻想

a）镜像的双重影像和身体形象的缺陷

在我的专业实践中，这个病人的结构占据了我不得不面对的所有情况。十六岁时患者的幻觉是孤立事件。从来没有其他幻觉。只有担心这种经历可能会重复出现在她身上。

幻觉以一种"孤立"的方式发生，在我看来，它不如与镜中形象相关的事实那么重要。在第一次会谈开始时病人就告诉我，她十六岁时在镜子里看到了两个人。在同一段时间里，她仔细谈及她的家庭，我了解到有一天晚上在她叔叔家里，她去了自己的房间看书。衣柜的镜子以不可抗拒的力量吸引了她。回想起来，她觉得"有什么事情发生了"。"我感觉到在我里面有两个人。"于是，镜中双重影像的幻视和身体所感受到的双倍化相对应。由此，这种病理结构的特殊性处在一种功能中，它让一种解离的身体形象和镜像中的双重形象的幻觉产生了回响。

现在我们尝试尽可能仔细地看看病人身体形象中的这种损害。与强迫症病人工作，并且细心关注病人谈论其具有体验的身体的所有心理治疗师，都知道问题出在这些病人所阐述的所谓"身体的张力"上。我在这类病人的身体形象中曾观察到的主要张力，是在左半身与右半身或是在上半身与下半身[1]之间产生的。在这个阶段，病人还没有能力在这种"张力的格局"中区分出身体上的一些部位。她在镜子里看到了两个人。她感觉到有两个人在她体内。因此，身体的形象是两个部分之间的张力，被她描述为"两个人"。这是当时我还不能领会的更进一步的东西。

现在我将尝试描述病人正在发生以及超出通常强迫症经验的事情。她感觉到的她里面的"两个人"出现在镜子里。由此，"内部"变成"外部"的，结果产生了表征出精神病患者存在性体验的裂缝。在我的研究中，我已经把这个裂缝描绘成了身体形象的解离[2]。然而，在这位病人这里至关重要的是，被解离的身体形象和幻觉具有相同的"形式"（即格式塔）。

b) 镜中的双重影像和强迫性人际关系

在镜中病人突然看到的幻觉，是否是偶然的呢？事实证明，不论是在她的身体经验里还是在她的人际关系中，镜子均起到了一定的作用。在第二次会谈中，病人告诉我她去见了算命先生，后者告诉她："如果你

---

1 也见保罗·希尔德（Paul Schilder），《人体的形象和外表》（*The Image and Appearence of The Human Body*），New York, International Press, 1950。

2 就此定义，见第41—42页。

想看到你的未婚夫，就要在枕边放一面镜子[1]，然后，连续九个晚上都要数星星。接着，你必须召唤一位圣人；他将在镜中向你展示要跟你成婚的男人。"

我们试着分析一下这些神秘的话吧。病人想知道她将来的未婚夫是怎样的。什么样的女孩没有这样的欲望呢？然而，重要的是，病人无法自由地想象出这一欲望的内容。她不是"自由的"，她自己的欲望是无法表达的；一切都是由另一名扮演巫婆的女性角色的意志来传输的：后者是"全能的"，而且后者可以从扑克牌中读出她的未来。为了向她展示她未来的未婚夫的身影，算命的女士还使用了一面镜子。

总而言之，我们可以说，在病人的经验中，镜子的存在表明她是如何把镜子视为另一个人的镜子。镜子没有回应她自己的欲望；它展现出的乃是另一个女人所"带入"的形象。在病人和镜子之间——就是欲望——病人必须遵从另一位女人的形象。因此，这面镜子失去了与欲望的直接关系。它是从"外面"抵达已经与其欲望[2]切断关联的病人这里的。

1　着重号是作者所加。

2　病人与镜子的相遇同拉康对"镜像阶段"的描述有着根本区别。这个年幼的孩子从九个月的时候就能认出自己在镜中的形象。镜中的形象显示了并非成年人的"那个他者"。因此诞生出了造就非我的初期经验的三元情境。然后，人类的欲望和一个健康的想象世界的建构得以开始（雅克·拉康，见第116页注释1）。

我现在必须同艾莉丝太太的治疗相比对（见第三章）。在这两个个案中，镜子的情况都是以紊乱的形式呈现的。我们观察到，这两位病人在直接进入欲望或通过想象世界进入欲望的道路上存在一种紊乱。如果我不考虑艾莉丝太太所出现的是严重的妄想，而这里讨论的病人一直只有孤立的幻觉，那么，两个女人就在镜像的病理学这里相遇了。我想现在来探究一下在强迫症与幻觉的边缘状态，在这两个个案中，镜子分别扮演的角色。

如果艾莉丝女士在她的情感煎熬中，她在整个会谈中站了起来，非常兴奋，在我和一个反射的镜面之间来回走动，是否她那里并没有"激发"出一种三元情境呢？非也，而是这种情境本身未能被整合起来。抬起的拳头，因疼痛而扭曲并大声喊叫的丑陋的面孔，她每次都在其镜中形象面前退却了回来。借用她的话语、她的表达，事实上，这是一种要对作为非我的这个人、这个镜中的可怕形象进行一次再认的尝试的开端；但这种情境并未打开。所以，艾莉丝女士在某个地方仍然是这个人，她的镜子里充满了她的形象。这并非一种形象，而是现实。[1] 正如我在最初的工作中解

225

---

1 参见第116页，注释1。

释的那样[1]，这是镜子仪式中的一种原始的视觉反应。和
艾莉丝女士无法形成一种表象的内容一样，当她谈论
"丑陋的先生"时，当她看到在她面前的丑陋面孔时，
在镜子前面，一个可能引向开放的情境和朝向欲望的
形象并不存在，相反，只有一个关闭的和封闭的世界
存在。

就本章提到的这位病人而言，同样也没有能力在
镜中的三元情境下生存。她在镜子里看到两个"人"，
但这两个"人"构成了一个整体。这位病人不能在镜
子中认出她自己的身体，或者她也不希望有第三个人
到来。她没看到镜子里的形象，看到的反而是两个
"人"的幻觉。

这个她只经历过一次幻觉，因担心它可以在另一
面镜子中复现而继续存在。镜子里的"双重形象"就
这样变成了一种幻想，十多年来，这让病人感觉身体
就像是两半一样。我被引导去相信她并没有成为精神

---

1 参见第185页，注释1。

　这面镜子在这次分析中发挥了作用。但是考虑到我对这一阶段的
　研究强调的是人与人之间的关系，我很满意地注意到病人提到的
　镜子在浴室里，而浴室位于父母的卧室和他自己的卧室之间。但
　我遗漏了镜子在病人身体形象演变中所起的作用。后来我才发现，
　"与镜子的相遇"是体验"外部"和"内部"的最简单方式。镜子
　的情势变成了一种结构化的幻想，因为这种情势损坏了身体形象
　的动力学以及人与人之间的关系。在精神病中，镜子"关闭"了，
　于是身体形象必须借助病态的镜像关系来构建，才能最终达到可
　以向人际关系敞开的正常的镜子情势。

病患者，因为她设法使她的幻觉成为一种结构化幻想。由于镜子使得身体形象被质询，所以，它可以成为一种最可贵的助力，即使是处在病理性的镜子的情势下。[1]病人在她的讲述中确实表明，镜子不仅关系到她分裂为两半的身体形象，而且还涉及人际关系的结果。算命的女士确实要求病人把镜子放在枕头边上。一方面，当"仪式"完成的时候，这个镜子必会呈现未婚夫的面容。另一方面，它也是根据解离的身体形象的图示来使用的：它得以发现的位置，正位于头部。在之后的治疗过程中，我们会看到，头部，特别是与"身体其余部分"相对立的头部，起着一种特殊的作用。

　　算命女士所给的指示伴随着另一个命令。病人必须数九天星星。强迫症不就是一个渴望数数的猎物

226

1　一个患精神分裂症的学生，在精神病临床治疗证明是无效的之后，由德古尔教授因为神经性厌食症而转介给我，现在她已经能够从她的两个自我中解脱出来了，那一刻她第一次能够伴随着我在镜子中的形象来表达。直到这一刻的治疗，病人在两个不同的自我中被呈现出来，这两个自我会根据需要来互换。在该次会谈结束时，她在墙上的大镜子中偶然观察到了我，她对我笑笑，并且与我在镜中的形象对话。我也笑了起来，而且透过镜子中照出来的她，在镜子中的我的形象和我自己，向她展示了我们在场的有三个人。当她理解什么是"外部"和"内部"时，她的月经就恢复了。通过库恩（Ronald Kuhn）非常有见地的工作，我发现了理解这位病人的一把新钥匙。见罗纳德·库恩，《对精神厌食症的存在分析》（Zur Daseinsanalyse der Anorexia mentalis），载 *Der Nerve1tarzt*，n°22，1951，p.11-13。

嘛！只不过这九个晚上，也许具有某种特别的意义。人类的出生，恰恰需要九个月的成熟期啊！这个仪式，要求在枕头旁放镜子并数九夜的星星，是帮助病人以新的且合法的诞生来开展生活的一种仪式吗？算命女士所要求的最后一个行为是对圣人的召唤。正是这个人才会向病人展现出将来的未婚夫。

227

总之，必须要说的是，病人表达自己的欲望并不是自由的。一个女人和一个男人代替了欲望的位置。

c）对"分为两半的身体"和"切成两半的"生活史的再认识

治疗的路径是在幻想意义上从身体形象出发，从被"切成两半"的身体的动力学起步的。从第三次会谈开始，病人就抱怨剧烈的"头痛"，这一事实是一种宝贵的协助。因此，她成功地感受到了身体的这一部分，这一部分是由一位非常严厉的母亲赋予她的。她所有的欲望和女性的努力都被她母亲扼杀掉了。她说感到头痛的压力，这种压力所伴随着的是对分析师的强烈的攻击性。对我来说，这种攻击性集中在分析师身体的"上半"部分似乎是非常重要的。在第四次会谈期间，我了解到，在她的攻击性的折磨中，我的脸总是会在她的脑海浮现。因此，只有分析师的部分身体被认可了。

她从一个不属于自己的身体[1]中导致"分裂"
（division）的那一刻起，就开始受到强迫性念头的困
扰。这些针对另一个人的身体的强迫性观念，在治疗
水平上被证明是非常有效的。下面是一些例子：当她
听到女儿大喊大叫时，她会认为她的儿子已经弄瞎了
女儿的一只眼睛（第五次会谈）。有趣的是，在她的女
儿那里，只有一只眼睛使她操心，而在初期会谈的梦
中，这是医生用镊子从她妈妈那里夹出来的两只眼睛。
我想女病人在她女儿被"一分为二"的身体中，识别
出了自己"一分为二"的身体，就像她在面对她母亲
时所感受到的那样。由于眼睛是认识和再认识的器官，
人们认为，失去一只眼睛就是为了再认而需要付出的
代价。为了和一只眼睛脱离，病人从她那"分成两半"
的社交生活的某一半中脱离了出来。

在同一次会谈中，我了解到她有从新公寓的六楼
跳楼的强迫性观念。她仍然住在她的老房子里，只在
晚上和周末的几个小时为了整理才会到她的新房子里
去。她住在有着新旧两部分的"一个"公寓里。我向
她解释，驱使她要跳出窗外的那种痛苦，对应着她的
"切成两半"的身体中一部分要分离的冲动。在听到这
个解释之后，她立即想起了一个非常重要的可以深化

228

1　即分析师的身体之中。

分析工作的梦。她向我讲述了如下梦境："这是在西班牙，在亲戚家里。我跑进了一间满是猪肉的房间。一个表姐妹告诉我不要去吃它。房子的另一边是一个庭院。在那个院子里，我注意到一个盛满脏水的大浴缸。我正试着清空这个浴缸。突然，它的底部就消失了。我感觉自己处在浪中。"

沉默之后，她告诉我，在那个梦里她觉得自己是一个非常肮脏的人，试图把自己洗干净。我回答说，肮脏的水和她的出生之间可能有联系，她认为自己的出生是不洁的。她理解后继续叙述她的故事道："在西班牙的亲戚中，有一个是我母亲丈夫的姐姐。她经常责怪我的出生。这位姑姑不像我的兄弟姐妹那样爱我。"

在这个场合，我试图建立一个由两部分组成的病人的身体和她的社会生活的两个方面之间的联系。对于这个干预，我依靠的是她在幻觉时的镜子中看到的那两个人，我说："也许你是因为有关未婚生子的社会偏见而生病了。当你在镜子里看到两个人的时候，一个可以成为对你加以授权的人，即那个一直到十四岁那年仍然随你母亲的丈夫的姓的人。而另一个人是可能会随你母亲娘家姓的人。你的这一部分已经受到你的西班牙亲戚谴责并且不允许进入你的家庭中。"随着我的解释，她的面部放松了下来。不久之后，她谈到了她对母亲的攻击。"我总是梦见我妈妈生病了。她还可以活很久。但我却看到她死了。但她永远不会死的。"

在这次会谈之后，病人开始能感觉到她身体的其他部位了。在第八次会谈期间，她谈到了这些身体的感觉。她背部的下半部分感到了严重的疼痛。她的右腿疼痛。于是她想要停止治疗。我什么也没说。经过长时间的沉默后，她告诉我说她想要离开沙发，因为她的手已经开始僵硬了。我向她解释说，她害怕自己的攻击性，她因婚外出生所遭受的痛苦致使她想要攻击我，就像她在梦里试图攻击她的母亲那样。

我的小结是：在治疗开始时，病人因为剧烈的头痛而开始感觉到自己的身体。同时，她成功地认识到了她对分析师的攻击性。然后，她发展了关于身体的强迫性观念。例如，她担心她的儿子可能会用手戳瞎她女儿的眼睛。她害怕自己从公寓的六楼跳下去。身体的一部分将要脱离并且"破裂"。通过将镜中的双重影像的幻觉作为"切成两半"身体这个意义上的幻想，我成功地建立了在身体形象和病人社交生活之间断裂的一种联系。在这种再认之后，她成功地感受到了她的身体的其余部分。随后，她谈到了她对母亲的攻击。

4　走向成熟的三元情境之路

在第十二次会谈期间，病人清楚地表达了她在这个过渡时期的痛苦："为什么我不像其他人那样？我里面总是有第二个人（沉默）。我必须离开这里（沉默）。我体内的第二个人试图拥有第一个人所有的权力。我不能再做我自己了。我生活在一种持续不断的紧张状态中。而这种一切都会瓦解的恐惧得以崩解（沉默）。我想到了我的丈夫。他并不是我应该嫁的那个人。"

六周后，在第十五次会谈期间，她再认了她的丈夫并接受了这个人，这一点非常重要。在这次会谈中，她第一次有一种温暖的感觉，她能感觉到她的身体了。然后，沉默之后，她说："如果第三人不在的话，我会害怕的。"她说她已经放弃了和孩子单独在一起的愿望。现在，她会觉得真的有必要让她的丈夫在身边陪伴她。即使她跟他在一起没有感受到幸福，也曾冒出离开他的想法，但她永远不会付诸实施。

在第十六次会谈中，这种三元情境的关系深化了。 231 我想提请注意的是，尽管会谈间隔了15天之久，治疗仍在进行中。身体形象的动力学结构化方法可以允许在间隔的空间里继续在随访中描述患者的状态。

在第十六次会谈期间，病人谈到了她的一个同事。她希望她的公司老板成为她的父亲。"如果我归属于另一类社会环境，我就可以嫁给他的儿子。那老板本可以成为我的公公的。"

我回答说，不幸的是，她不得不埋葬掉这个梦，因为这与她真实的生活情况并不契合。在30岁的时候，病人设法在这个关于公公的幻想中表达对父亲的欲望，同时也意识到需要"埋葬"这一欲望。欲望是人类生活的一部分，并进入所有的人际关系。但只要欲望被再认为"欲望"，它就应当死掉了。寻求成为完整人类的人早晚必定认识到，在走向真理的道路上，欲望应当被抹去。

三个月后我最后一次见到病人时，她已经恢复了心理平衡。她在她出生的比利牛斯山村与丈夫和孩子度过了漫长的暑假。这是她一生中第一次能够毫不焦虑、没有脸红地去谈论自己的父母亲。她已经接受了。她对母亲的攻击性已经停止了。她很高兴地告诉我她曾梦到过她的母亲："这不像是我母亲快要死去之前的那种梦。自八年前我母亲去世以来，我从未有过这样的梦。在这个梦里，我的母亲比她死时还要年轻些。我结婚的时候，她出现了。在我的梦中，她要年轻得多。"（第十七次会谈）

232　在假期中，她的女儿不得不做了阑尾炎切除手术。她很惊讶自己能够如此冷静地看待这件事。她不再提到关于有人伤害她的孩子们的那些令她恐惧的强迫性观念了。治疗帮助病人愈合了身体形象的断裂和婚外生育所导致的社会生活的断裂。同样，她也不再像她在经历了幻觉后的那样害怕在镜子里看到两个人了。

德语术语表

Auseinanderbrechen：前缀*auseinander*已经暗示了错位、脱节的意思，而后缀*brechen*（打碎、断裂）指示了暴力。

Auseinanderfallen：同样的前缀，*auseinander*，但并非衔接*brechen*，而是用的动词*fallen*（落下），它并不含有任何暴力的意思。这一形象接近于一种分解形象。先前被翻译为"丧失"，这是不准确的。

Bruch：地质学上的断裂、破裂，"断层"。在吉塞拉·潘科夫的著作中，"身体形象中的断层"这一表达已成为经典。

Ineinander-Sein：在他者中作为众人之一而存在，互认的（存在）。

Kern-和***Randpsychose***：恩斯特·克雷奇默所做的分类，根据精神病过程中结构损坏的不同严重程度而区分出的"核心精神病"和"边周精神病"。

Körper：指作为生理现实的身体，作为物质的、有机的形式。*Körper*比*Leib*更通用、更具扩展性。它可以指示所有物质"体"，不仅用于物理学和数学，也用在政治和法律摘要里。其衍生词*Körperlichkeit*字面义指"身体性"。

Kümmerform：恩斯特·克雷奇默的特定术语，用来描述一种特别多病的体质（"kümmerlich"的衍生词，指弱小的、萎缩的、未发育的）。

Leib："被居住"的、经历着的且被经历过的、被承认的身体。它是情感和内心隐私的"肉身"，表达身体与其感受之间的密切关联。它"存在于身体"。法语词"肉体"其实是比较

确切的翻译，但它不包含身体的"图示"之义，而只反映其实体。

Leiblichung：是"存在于身体"的入口。

Leiblichkeit：字面义指"存在于活着的身体"状态，海德格尔意义上"居住"于其身体的状态（吉塞拉·潘科夫经常引用海德格尔"*Bauen，Wohnen，Denken*"《筑·居·思》这篇文章）。术语体现或被体现与之接近。在哲学文本中它经常被翻译为"身体性"。

Mitsein：字面意思为"共—在"，现象学术语，指示某种存在方式，与作为方法或工具的物质世界相关。如同术语*Miteinander-Sein*，也不包含相异性的意思。

Miteinander-Sein：字面义是"与他人同在"；经常被滥译为与前者同样的"共—在"，该术语还在存在模式里引入了一个重要的特殊性，暗含着被再承认的既是类似者也是不同者的他者存在。该术语指出了一个相异性的精神存在，一个"进入他者"的精神存在，而这样一种精神存在的功能在精神紊乱中通常是欠缺的。此术语是现象学哲学的一个主要概念，其中被称为"共—在"的*Mitsein*具有不同的含义。

Mitleiblichkeit：不可翻译，字面义指"'存在于身体'与'存在于他人身体'的交流中"的状态；它涉及在人类关系中相互认可的分享中鲜活的、被经历过的和被承认的（身体）。早期的法文译本使用了"co-corporéité"（共—身体性）这个独创新词，然而意思有所扭曲，因为德语中的"身体性"是*Körperlichkeit*一词。在《精神分裂症的此在》一书中（第3版，Flammarion，2006年，第248页），吉塞拉·潘科夫提及此术语，她说："这是我所谓的'共生'，"然而，对于她来说，共生是无差别混合的后继。共生包含着一种链接，也包含相关因素的分化，而且与"移情的嫁接"相对照。这是一种关系的模式；*Mitleiblichkeit*指示一种"存在的模式"。

Paranoïsch：妄想狂病人或类妄想狂病人？在吉塞拉·潘科夫

那里，这个形容词只是指具有迫害的主题。但在法国的精神病学中，妄想狂是一种僵硬的结构，其特征在于系统化的迫害妄想，而"类妄想狂的"指的是妄想的症状学，迫害的（精神分裂症式的）但无系统化。吉塞拉·潘科夫很重视对"柔韧结构"和"僵硬结构"二者的区分（法译者注：苏珊娜本可以被归为"类妄想狂"，但是艾莉丝却不是。本书中没有任何病人是法国疾病分类学意义上的"妄想狂"）。

Sehnen：欲望，在极其期待的意义上。

Spaltun：来自 *Spalt*（裂隙、裂缝），通常翻译为"解离"。这个术语并不意味着划分，而是裂开，就像用斧头砍碎后的木砧，暴露出它的锯齿状的纤维那样。这种形象更接近潘科夫的"解离"的概念，正如她在文本中反复提到的那样。

Wahnbildung：这可能是在日常语境中的幻想，但（潘科夫意义上的）幻想属于想象领域，在神经症这一侧；然而，若在临床观察中涉及妄想性的发展，我们就翻译为"妄想性的幻想"。

Wertakzent：标志着被赋予了特定价值的一种选择。

Wertskala：价值尺度。（法译注：以前的翻译不会在这两个单词之间进行区分。）

Wortbild：词的形式，图示形象，拉康的能指？但在一些文献中，例如《红色的锁链》，一个吉塞拉·潘科夫（未发表）的笔记里她使用的是 zu *Bedeutendes*（就能指而言）和 *Bedeutetes*（就所指而言），且与 *Form*（图式）与 *Inhalt*（内容）平行使用。同样的情况在《人及其精神病》一书中的"城堡人"案例那里也出现过。

Wortbildung：其衍生义更多地涉及以词语的"形"来处理和安排词语的能力，即通过演绎或组合而创造词语。

Wunsch：愿望，向往，心愿。比 *Sehnen*［欲望］的意思更弱一点。

人名索引

（页码为原书页码，即本书边码）

汉译部分术语表

德语	法语	汉语
Auseinanderfallen	La désagrégation	解体
Bruch:	fracture «faille»	断层（断裂）
Form	form	图式
*Kern-*et *Randpsychose*	psychose nucléaire et psychose marginale	"核心精神病"和"边周精神病"。
Kôrper	Corps	身体
Kôrperlichkeit	co-corporéité	共同身体性
Kümmerform	type athlétique-pycnique	纤细孱弱型
Leib	le corps «habité»	肉体
Leiblichkeit	'«être-dans-le-corps-vivant»	存在于活的身体中
Miteinander-Sein	être l'un-avec-l'autre	彼此依存的存在
Mitleiblichkeit	l'état d'«être-dans-le-corps en communi-cation avec l'être-dans-le-corps de l'autre»	与他人身体相关的身体中的存在的紊乱
Sehnen	le désir	欲望
Spaltung	dissociation	解离
Wahnbildung:	fantasmes délirants	妄想性的幻想
Wertakzent	choix de valeur	有价值的选项
Wertskala	l'échelle des valeur	价值尺度
Wortbild	forme du mot, son image graphique	词形
Wunsch	le souhait	向往

译后记

本书的翻译始于2018年底，潘科夫的重要弟子M-L.拉卡斯与秦伟老师有过一次交流，期间谈到了把潘科夫的著作翻译为中文出版的可能性。这一年冬天，在南京进行中法精神分析培训的时候，秦伟老师当面跟我提到此事。在我跟潘科夫的另一位弟子吉布尔先生的交往过程中，他多次教授和提到潘科夫的治疗技术以及理论，2010年他来成都讲学时，曾赠送给我当时刚刚在法国出版的这本潘科夫新书，我在医院开展临床心理工作的过程中反复阅读过，因此立马就决定接受秦老师的提议。后来，我的同事徐雅珺女士对潘科夫也有强烈的兴趣，最终确定我和徐雅珺女士两人合作翻译这本书。

在翻译过程中，我们得到秦伟老师的巨大帮助。他曾在法国跟M-L.拉卡斯夫妇，以及让·乌利先生有过深入交流，因此，在对翻译术语含义的确定上起到了重要作用。他也非常有耐心，一直积极参与翻译出版的沟通。

2019年夏天初步翻译完稿后，我负责做了校订工作，其中一部分也是和秦伟老师一起完成的，没有秦老师的帮助，我们的译稿是无法令人满意地传递潘科夫的思想的。

在最终文本的定稿上，要特别感谢拉康派精神分析师张彀女士。她对我们的稿件进行了细心地梳理，帮助我们发现文本翻译的诸多纰漏，还对汉语语病进行了修改，使得最终文本更加贴近汉语习惯。

此外，也要感谢许丹女士，她在这项工作中也贡献了自己的力量。

张涛

2021年8月29日

图书在版编目（CIP）数据

精神病动力结构化治疗 /（法）吉塞拉·潘科夫著；
徐雅珺，张涛译.—北京：商务印书馆，2022（2023.6重印）
ISBN 978-7-100-21544-2

Ⅰ.①精… Ⅱ.①吉… ②徐… ③张… Ⅲ.①精神
病—治疗 Ⅳ.① R749

中国版本图书馆 CIP 数据核字（2022）第 150261 号

精神病动力结构化治疗

〔法〕吉塞拉·潘科夫 著
徐雅珺 张 涛 译
张 涛 张 弢 校

商 务 印 书 馆 出 版
（北京王府井大街 36 号 邮政编码 100710）
商 务 印 书 馆 发 行
北京虎彩文化传播有限公司印刷
ISBN 978 - 7 - 100 - 21544 - 2

2022 年 9 月第 1 版　　　开本 850×1168　1/32
2023 年 6 月北京第 2 次印刷　　印张 8½

定价：55.00 元